U0266593

职业院校健康服务类专业人才培养创新教材

供中医康复保健、中医养生保健、中医、中医护理、
老年保健与管理等专业使用

保健按摩技术

主　编　张美林　赵征宇

副主编　杜本贵　李　川　刘军龙

编　委　（按姓氏汉语拼音排序）

杜本贵　成都中医药大学附属医院针灸学校（四川省针灸学校）

李　川　成都中医药大学附属医院针灸学校（四川省针灸学校）

李　锐　成都中医药大学附属医院针灸学校（四川省针灸学校）

李　游　成都中医药大学附属医院针灸学校（四川省针灸学校）

李建勇　成都中医药大学附属医院针灸学校（四川省针灸学校）

刘军龙　成都至真堂健康管理有限公司

罗振国　成都中医药大学附属医院针灸学校（四川省针灸学校）

汪盛洪　成都锦江至盛堂中医院管理有限公司

谢玲俐　成都中医药大学附属医院针灸学校（四川省针灸学校）

袁忠亮　成都中医药大学附属医院针灸学校（四川省针灸学校）

张美林　成都中医药大学附属医院针灸学校（四川省针灸学校）

赵征宇　成都中医药大学

科学出版社

北　京

内 容 简 介

本教材是在产教融合、校企合作框架下,以中医养生保健行业保健按摩师职业岗位能力需要为基础编写而成。本教材共分三章内容,第一章为保健按摩概述,主要介绍了保健按摩的发展源流,分类,按摩的注意事项、适应证、禁忌证、操作要求、体位、按摩礼仪,介质和器具等;第二章为保健按摩基础,主要介绍了按摩常用经络分布规律、常用保健按摩穴位和常用保健按摩手法;第三章为保健按摩应用,主要介绍了头面部等七个全身部位保健按摩和头胀痛等九个常见不适症的保健按摩。

本教材可供职业院校中医康复保健、中医养生保健、中医、中医护理、老年保健与管理等专业使用,也可供养生保健行业的职业培训机构培训及保健按摩技师自学使用。

图书在版编目(CIP)数据

保健按摩技术 / 张美林,赵征宇主编 . —北京:科学出版社,2020.9
职业院校健康服务类专业人才培养创新教材
ISBN 978-7-03-066075-6

Ⅰ.①保⋯ Ⅱ.①张⋯ ②赵⋯ Ⅲ.①保健－按摩疗法(中医)－教材
Ⅳ.① R244.1

中国版本图书馆 CIP 数据核字(2020)第 172960 号

责任编辑:丁海燕 白会想 / 责任校对:杨 赛
责任印制:赵 博 / 封面设计:涿州锦晖

科 学 出 版 社 出版
北京东黄城根北街 16 号
邮政编码:100717
http://www.sciencep.com
北京富资园科技发展有限公司印刷
科学出版社发行 各地新华书店经销

*

2020 年 9 月第 一 版 开本:720×1000 B5
2024 年 1 月第六次印刷 印张:4
字数:68 000

定价:29.80 元
(如有印装质量问题,我社负责调换)

前　言　PREFACE

党的二十大报告对新时代新征程上推进健康中国建设作出了新的战略部署，提出"把保障人民健康放在优先发展的战略位置"。这凸显了以人民为中心的发展思想，是推进中国式现代化的重要内涵。这对医药卫生事业提出了更高要求。贯彻落实党的二十大决策部署，积极推动健康事业发展，离不开人才队伍建设。"培养造就大批德才兼备的高素质人才，是国家和民族长远发展大计。"教材是教学内容的重要载体，是教学的重要依据、培养人才的重要保障。

本教材依据《国家职业教育改革实施方案》《职业院校教材管理办法》等文件精神，以中医养生保健行业保健按摩师职业岗位能力要求为基础来构架编写。教材的内容和设计遵从职业教育专业设置与产业需求对接、课程内容与职业标准对接、教学过程与生产过程对接的原则，突出职业性、实用性、适用性，着眼培养实用型、技术技能型保健按摩人才。

教材共分三章。第一章（保健按摩概述）主要介绍了保健按摩的发展源流，分类，按摩的注意事项、适应证、禁忌证、操作要求、体位及按摩礼仪，介质和器具。第二章（保健按摩基础）主要介绍了按摩常用经络分布规律、常用保健按摩穴位和常用保健按摩手法。第三章（保健按摩应用）主要介绍了头面部、胸腹部、上肢部、下肢前侧等七个全身部位保健按摩和头胀痛、失眠健忘、颈肩酸痛、背部强痛等九个常见对症保健按摩，以满足岗位工作实际需要。本教材在编写过程中，去除了与其他学科重复的内容，保留了保健按摩师岗位所需的核心理论和操作部分，文中标 ▶ 配备了数字化视频资源，在"中科云教育"平台可见，突出"够用、实用、好用"的特点。

本教材的编写成员，主要包含该学科专业领域的专家、教学一线教师，医院和企业一线技术骨干、技能大师，均具有丰富的教学、临床或企业工作经验，文本编写分工：第一章由张美林、李川、袁忠亮编写；第二章由赵征宇、李游、李建勇编写；第三章由刘军龙、汪盛洪、杜本贵、罗振国、谢玲俐、李锐编写。视频拍摄分工：第二章的常用保健按摩手法由赵征宇、李川、李游拍摄；第三章的全身各部位保健按摩由李建勇、袁忠亮拍摄，常见对症保健按摩由杜本贵、罗振国拍摄。

本教材可供职业院校中医康复保健、中医养生保健、中医、中医护理、老年保健与管理等专业学生使用，也可供养生保健行业的职业培训机构培训及保健按摩技师自学使用。

由于水平有限，本教材可能存在不足之处，希望广大读者批评指正，以便修订完善。

编　者
2023 年 2 月

"中科云教育"平台数字化课程登录路径

电脑端

 第一步：打开网址 http://www.coursegate.cn/short/P7290.action

 第二步：注册、登录

 第三步：点击上方导航栏"课程"，在右侧搜索栏搜索对应课程，开始学习

手机端

 第一步：打开微信"扫一扫"，扫描下方二维码

 第二步：注册、登录

 第三步：用微信扫描上方二维码，进入课程，开始学习

"爱一课"互动教学平台手机端安装、登录路径

 打开微信"扫一扫"，扫描下方二维码

 第二步：注册、登录

 第三步：在搜索栏搜索对应课程，下载课程资源包，扫一扫教材中标 ▶ 页，开始学习

目 录 CONTENTS

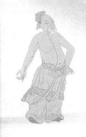

第一章

保健按摩概述

 学习目标

掌握：保健按摩的适应证、禁忌证、注意事项，以及保健按摩的操作要求、体位、保健按摩礼仪等基础知识。

熟悉：保健按摩的分类、介质及器具等内容。

了解：保健按摩的发展源流。

保健按摩，也称保健推拿，是一种常用、重要、传统的养生保健方法。古代称按摩、按跷、乔摩等，具有简、便、廉、效、安全等特点。

保健按摩是用不同推拿手法刺激身体体表局部或穴位，达到疏通经络、行气活血、松弛肌肉、平衡阴阳、调节脏腑功能和新陈代谢的目的。

我国保健按摩历史悠久，经过长期的建设和完善，已逐渐成为中医推拿学的重要组成部分，也是中医药健康服务行业的重要体系。本章主要从保健按摩的发展源流、保健按摩的分类、保健按摩须知、介质和器具等进行描述。

第一节 保健按摩的发展源流

保健按摩是我国古代防病治病最早的方法之一，也是养生保健的一种独特的方法，起源于原始先民。根据甲骨文字和古文献记载，保健按摩随着推拿学经历了如下几个阶段。

一、先秦两汉时期

长沙马王堆三号汉墓出土了大批帛书和竹木简。《五十二病方》是其中最重要的一部医著。该书抄写于西汉初年，成书于先秦时期或更早，涉及推拿按摩手法十余种，治疗病证 17 种。现存最早的中医经典巨著《黄帝内经》系统阐述了传统医学的理论体系，同时也总结了前人的养生理论，对养生保健，作出了"度百岁""享天年"的精辟总结。如《素问·上古天真论》载："上古之人，其知道者，法于阴阳，和于术数，食饮有节，起居有常，不妄作劳，故能形与神俱，而尽终其天年，度百岁乃去。"既强调了养生要顺应自然规律，又给出了养生保健延年增寿的基本方法。《素问·四气调神大论》载："是故圣人不治已病治未病，不治已乱治未乱，此之谓也。夫病已成而后药之，乱已成而后治之，譬犹渴而穿井，斗而铸锥，不亦晚乎！"东汉张仲景撰《金匮要略》，第一次提出了"膏摩"一词，并将膏摩列为预防保健的方法之一。

二、晋唐时期

这一时期是我国推拿史上的重要发展阶段，推拿按摩在内、外、妇、伤各科及急症治疗和养生保健中得以广泛运用。隋唐时期，推拿按摩得到政府认可，设有按摩科，并被列为医学教育的正式科目。如《诸病源候论》是我国现存第一部讨论病因、证候的专书，专以"补养宣导"之法治疗和预防疾病，即指养生、按摩、导引、吐纳等法。《千金方》一书中也载有大量老年保健按摩和小儿保健按摩的方法。

三、宋元时期

这一时期是我国医学史上的一个重要时期，出现了学派争鸣和各家学说，推拿医学也再兴盛。但这一时期由于政府对推拿学科的政策发生了重大逆转，太医局取消了隋唐以来存在了近400年的按摩科。《宋史》曾载有按摩专著《按摩法》和《按摩要法》，均已失传。

四、明清时期

推拿学发展日趋成熟，主要表现在小儿推拿有突破性进展，保健推拿、正骨推拿已形成了内容丰富的知识体系，现存的推拿专著几乎都是这个时期出版的。这一时期具有代表性的《小儿按摩经》，是我国现存最早的推拿书籍。还有明代医家龚廷贤的《寿世保元》、养生学家高濂的《遵生八笺》、王廷相的《摄生要义》，清代尤乘的《寿世青编》等在养生、修养调摄、催生、催乳、全身保健按摩、自我按摩、小儿保健按摩等方面都有详细论述。

五、近现代时期

西方按摩手法、按摩套路的传入和地区性民间推拿流派的形成，是辛亥革命前后至中华人民共和国成立这一时期的推拿按摩特色。如一指禅推拿流派是以河南的李鉴臣于咸丰年间传丁凤山；以一指禅推拿世家丁季峰为代表的𢶤法推拿除了以手背尺侧为接触面外，还与腕关节被动运动相结合形成了风格独特的𢶤法推拿流派；山东济宁李嘉树擅长武艺，精于手法疗伤，后同传人兼同乡马万起，一并来到上海，以拳术和内功推拿饮誉沪上。

20世纪50年代末至70年代初，是推拿按摩的复苏和普及期，推拿按摩的正规教育和临床治疗、保健按摩得到推广。这期间的代表性著作有《慢性病按脊疗法》（范凤源，1953年）、《推拿学》（上海中医学院附属推拿学校，1960年）、《按摩》（天津医院等，1974年）等。1977年，推拿按摩进入快速发展期，临床、教学、科研全面发展。各级各类中医药院校先后设立针灸推拿按摩专业，1987 年，全国性推拿学术团体——中华全国中医学会推拿学会在上海成立。1997 年，上海中医药大学首次招收推拿博士生，2001 年，由王之虹和罗才贵主编的教材《推拿手法学》和《推拿治疗学》出版。后来推拿按摩广泛地进入百姓医疗、保健预防和养生锻炼。

现代，人们对生活质量的认识、对健康的认识、对生命的认识发生了较大的变化。传统的保健按摩结合现代科技技术，已创造了许多新理念、新方法和新领域，如芳香按摩、运动按摩、减肥按摩、美容按摩、健身按摩、产后按摩、反射按摩、药浴按摩和亚健康不适症按摩等。这种传统、自然的几乎无创伤、无副作用的保健按摩方法越来越受到人们的青睐。

第二节　保健按摩的分类

一、按年龄分类

1. **小儿按摩**　主要适用于 6 岁以下的小儿，尤其适用于 3 岁以下的婴幼儿。小儿特有的生理病理特点，使其适合特定的手法和特定的穴位，自成体系。

2. **成人按摩**　以成年人为按摩对象，达到养生、养体、养颜、保健等功效的按摩方法。

3. **老年按摩**　以老年人为按摩对象，达到养生保健、延缓衰老、提高生活质量的目的的按摩方法。

二、按应用分类

1. **养生保健按摩**　是以养生保健为主要目的的按摩方法。医者可用按摩手法，刺激人体的适当部位或穴位或反射区，产生刺激信息，并通过经络和脏腑的表里络属关系、局部反映整体的关系调节人体，从而达到消除疲劳、增强体质、健美、延缓衰老、延年益寿的目的。

2. **运动按摩**　是旨在消除运动员紧张、缓解疲劳，调整和保护运动员良好竞技状态的一种按摩方法，在提高运动能力、调整比赛心理、发挥运动技能等方面具有重要的意义。

3. **美容按摩**　是通过特定的按摩手法，对皮肤产生良性刺激，从而改善皮肤的弹性、干湿度，进而使皮肤得到更多营养，迅速消除皮肤疲劳的按摩方法。美容按摩具有延缓皱纹形成、抗皮肤衰老和减肥的功效。

4. **产后按摩**　是指产妇"坐月子"后，运用按摩手法对产妇进行不适症的调理，使产后气血亏虚所引起的一系列亚健康问题得到康复的按摩手法。

5. **催乳按摩**　指母乳量满足不了婴儿的需求时，通过专业人士科学的手法按摩，疏肝健脾、活血化瘀、安神补气、通经行气以调节人体脏腑功能，达到促进组织器官新陈代谢，促进乳汁分泌的目的，满足婴儿进食的需求。

6. 旅游按摩　是一种既达到旅游目的，又达到保健强身目的的特殊旅游按摩，即游客在旅游过程中会产生一些疲劳、疲倦等不适现象，通过当地保健按摩师及时按摩调理后，能较快消除疲劳、恢复体力，保持良好的精神状态和愉悦的心理状态，以便完成旅游行程，达到旅游养生保健目的。

三、按部位分类

保健按摩根据按摩的部位可分为全身按摩、手部按摩、足部按摩、腹部减肥按摩、脏腑按摩等。

第三节　保健按摩须知

一、按摩注意事项

（一）个人要求

1. 着装服饰　保健按摩师着装应该整洁、端庄、雅致、和谐，服饰大小、长短、宽松要合体，服装颜色不能太艳或夸张，污染的服饰应及时更换。

2. 容貌发饰　妆面清淡自然，发型得体，适合职业特点，长短适中，干净整洁，无异味，长发者需要束发，严防长发接触到顾客，工作期间禁止佩戴夸张的耳环及发饰。

3. 指甲手饰　指甲要勤修剪，边缘润滑，长短适合，不可留长，不能涂彩色指甲油，手、腕不戴戒指、手镯、手表、串珠等配饰，以防影响操作手法或损伤顾客皮肤。

4. 手足卫生　手部要保持清洁卫生，工作前后、如厕后要洗手。冬季手要保持温暖，夏天手要保持干爽。工作时禁穿高跟鞋，鞋袜合脚、舒适，清洁无异味。

（二）环境要求

1. 消毒　工作场所应定期清洁、消毒，与顾客皮肤接触的仪器部分，以及床单、面巾、枕巾、刮痧板、罐等常用物品及用具要勤清理、勤更换、勤消毒。需要一客一换的用具，禁止重复使用。

2. 空气、湿度、光度、温度　服务场所应保持空气流通，特别是在进行灸疗、熏蒸等时注意通风，保证室内空气质量；室内光线应自然、柔和；室内温、湿度要适宜，一般室温在（22±5）℃，湿度在 55% ~ 65%，夏季注意止汗，保持干爽，冬季主要防寒保温。

二、按摩的适应证

1. 亚健康　目前，由于工作节奏加快、压力大、运动不足、睡眠质量下降等因素，人们很容易出现心身疲劳、易于困倦乏力、反应迟钝、活力降低、适应力下降、焦虑、烦乱等亚健康症状，通过保健按摩干预后，能有效缓解各类身心症状，预防疾病的发生。

2. **减肥**　按摩不仅能大量消耗和祛除血管壁的脂类物质，改善代谢情况，还可刺激经络，调节脏腑功能，改善各器官之间的调节能力，消耗多余的脂肪，达到减轻体重，重塑健美身材的效果。

3. **美容**　按摩于外可放松皮肤、肌肉，促进局部血液循环，调节皮脂腺和汗腺分泌，增强皮肤弹性，促进皮肤对护肤品的吸收，于内可调理脏腑，调和气血，延缓衰老，常被美容机构、养生学家用于美容养颜。

4. **养生**　按摩是常用的养生、健身方法，它是历代养生学家在长期的实践中不断创新和发展的结果。按摩养生能放松身心，提高免疫力，改善新陈代谢，在养生保健领域一直受到人们的普遍欢迎。

5. **调理**　按摩在中医药理论指导下，通过辨证，予以针对性的干预治疗，调养身体，提高人体抗病能力，防止病邪的侵袭，达到未病先防的目的。

三、按摩的禁忌证

严格掌握保健按摩的应用禁忌证非常重要，不仅可以确保顾客的安全，而且还可预防纠纷的发生，保护双方的合法权益。

1. 患各种血液病或有出血倾向的顾客，慎用保健按摩，以防出血。

2. 患各种传染性疾病如急性肝炎、活动性肺结核等顾客不适合按摩。

3. 可疑或已经明确诊断有骨或软组织肿瘤的顾客慎用按摩治疗。

4. 对于有严重内脏疾病，如心、脑、肝、肾等疾病顾客，不宜按摩。

5. 患各种感染性疾病如骨髓炎、蜂窝织炎、丹毒等顾客不适合按摩。

6. 骨折或怀疑骨折的患者都应先进行影像学检查予以排除，老年体弱者谨防骨质疏松症，以防手法用力不当导致骨折。

7. 皮肤局部有感染、破损或皮肤病的顾客不适合按摩。

8. 女性妊娠期和月经期在腹部、腰骶部慎用按摩手法，以防引起流产或崩漏。

9. 酒后或暴饮暴食者，不宜按摩。

10. 极度衰弱、久病体虚者，不宜按摩。

四、按摩操作要求

（一）操作要求

成人推拿手法的基本操作要求是持久、有力、均匀、柔和，并达到"深透"。这五项基本要求也是推拿基本手法操作的指导纲要。

1. **持久**　指按摩手法能够按照操作要求持续操作一定时间，来保持动作和力量的连贯性和完整性，以维持和积累手法的刺激量。

2. 有力　按摩手法要有力量，但这种力不是蛮力、暴力，而是一种巧力。力量大小因作用部位、体质、年龄、操作需要等不同而存在差异。因此，需按摩师根据实际情况，操作时需要多少力就给多少力，不是力量越大越好。

3. 均匀　指操作者所施手法压力、频率和节奏应该尽量相同、连贯、平稳，而没有明显的差别和断续感。在改变力量、频率、节奏时应逐渐改变，平稳过渡。

4. 柔和　指手法使力要轻柔和缓，不可生硬粗暴或者使用蛮力，用力应"轻而不浮、重而不滞"，刚中有柔，柔中带刚。

5. 深透　指手法在具备了持久、有力、均匀、柔和这四项基本要求后，形成了一种渗透的综合效果，可以使手法的效力由浅层组织渗透到深层组织。

（二）用力原则

一般来讲，手法的力量大小与刺激强度成正比关系。但实际操作时，不是手法越重越好，手法的力量大小应根据顾客的年龄、性别、体质、耐受强度等情况差异而进行选择。大体来讲，对青壮年所施手法的力量稍重，老年人、儿童手法宜轻；对男性所施手法力量稍重，女性手法力量偏轻；软组织损伤早期手法力量宜轻，康复期手法力量宜重。对于大多数情况，一个完整的手法操作过程中，按摩师的手法力量应遵循"轻—重—轻"的原则，即开始与收尾阶段手法力量宜轻，中间操作阶段手法相对较重。

（三）按摩时间

按摩时间应根据顾客的体质、手法类别、力度以及个人需求等因素来确定施术的时间。如养生保健的手法操作时间可适度延长，不适症的手法操作时间可根据实际情况来选择，时间太短可能达不到满意效果，时间太长，又可能引起不适反应。一般来讲，局部操作需 20 ～ 30 分钟，全身操作需 60 分钟左右。

（四）按摩顺序

按摩师手法操作时需要遵循一定的操作顺序，一般自上而下，先左后右，从前到后，由浅入深，循序渐进。局部操作时对顺序的要求相对简单，全身操作或大面积操作时遵循的顺序规则相对较多，可依具体情况适当调整。

五、按摩体位

（一）顾客体位

1. 仰卧位　顾客仰面朝上，头部垫枕，双手臂自然置于身体两侧，双下肢伸直并拢，全身肌肉放松，自然呼吸。在颜面、胸腹及四肢前侧等部位实施手法时常选择该体位。

2. 俯卧位　顾客背部朝上，面部常垫面枕，双腿部自然伸直并拢，双手臂置于床上身体两侧，或屈肘向上置于头部两侧，或垂于床两侧，全身肌肉放松，自然呼吸。在背部、腰臀及下肢后侧实施手法时常选用该体位。

3. **侧卧位**　顾客面部朝左或右，两腿部自然屈曲，或一屈一伸，上侧手臂自然置于身体上侧，下侧手臂置于床面或屈曲置于面部前方，向左侧卧的体位称左侧卧位，向右侧卧的体位称右侧卧位。在肩部、臀部、下肢外侧实施手法及腰部斜扳法时常选择上述体位。

4. **端坐位**　顾客端正而坐，两脚自然分开，与肩同宽，大腿与地面平行，两手臂自然下垂，或两手置于两膝上。在头、颈、肩、上背部实施手法时常选择该体位。

5. **俯坐位**　顾客端坐位后，上身前倾，两手臂支撑膝上或桌椅上。在项、肩及上背部实施手法时采用该体位。

（二）按摩师体位

按摩师在手法操作过程中，其手法的变化、左右手的转换以及顾客体位的改变等情况都需按摩师调整姿态，以便有利于其手法发力和持久操作。按摩师应根据情况随时调整姿态，进退自如，转侧灵活，做到各部动作协调一致。

六、保健按摩礼仪

随着社会的发展，养生保健行业对礼仪礼节越来越重视，要求越来越高。好的礼仪礼节并不只是衣着好，还包括语言举止、仪表容貌及礼节礼貌等方面。

1. **举止礼仪**　按摩师行为举止应端庄、文雅、大方，给人温和、善良、友好的形象。非技术操作时间，在接待示人时站姿应挺胸，收颔，展肩，目视前方，双手自然下垂，或握于腹前，双脚自然并拢；坐位时，宾客优先入座，按摩师一般浅坐，落座无声；行走时快慢适当，轻盈灵敏。指示方向时，手抬至一定高度，五指并拢，掌心向上，朝向一定方向伸出手臂。

2. **沟通礼仪**　按摩师在与宾客进行沟通交流时所用的词语、声调、音量、节奏、准确性都应体现专业性，言辞文雅，语调亲切，声音悦耳，文明、礼貌、不能太随意。按摩师在对顾客的身体情况进行评估及解释时，不能随意夸大或描述不符合实际，切忌打听顾客隐私、与顾客发生冲突，不能把个人生活中的不愉快情绪带入工作中。

3. **服务礼仪**　按摩师应熟悉和遵守服务礼仪，处处为顾客着想，尊重顾客，礼让顾客。服务时态度还要真诚，能够理解和谅解顾客，不能与顾客发生矛盾和冲突。

第四节　介质和器具

按摩时，为了减少对皮肤的摩擦，或者为了借助某些药物的辅助作用，可在按摩部位或穴位上涂些液体、膏剂或洒些粉末，这种液体、膏剂或粉末样物质统称为按摩介质，也称按摩递质。使用按摩介质，一是为了起一定的润滑作用，并保持操作部位不受损害，尤其是一些摩擦类手法的操作，必须借助于介质才能完成；二是使具有药效作用的介质，能通过手法操作从皮肤渗透体内，发挥手法和药效的双重治疗作用。古人把各种药物配制成膏作为按摩介质，利用这种介质所做的按摩称为膏摩。目前，按摩介质种类颇多，如粉剂、膏剂、水剂、油剂、酊剂等。

一、常用保健按摩介质

（一）粉剂

1. 滑石粉（或爽身粉）　有滑润皮肤、减少皮肤擦伤和吸水的作用。

2. 松花粉　将松花磨成粉末，用粉扑将粉擦在按摩部位。松花粉具有润滑祛湿的作用。

3. 药散　把药物晒干，捣细，研末为散。根据药物组成的功效，有摩头散、摩腰散等。将药散撒于待治疗处，用手掌轻轻摩揉，也可将散末用麻油调合。

（二）膏剂

1. 凡士林　是一种烷系烃或饱和烃类半液态的混合物，也称矿脂，由石油分馏后制得。其状态在常温时介于固体及液体之间，具有滋润保湿、减缓疼痛的效果。

2. 按摩膏　是一种可以清洁肌肤，促进肌肤血液循环和新陈代谢的膏状物，经常使用按摩膏按摩可有效地防止肌肤的衰老和松弛，还能帮助后续营养物质渗透吸收。不同按摩膏配合不同手法还有其他作用，如美白、补水、抗皱、排毒等。按摩膏一般含油脂成分较多，故可以比其他护肤品在面部摩擦更长时间，需注意，按摩完一定要及时清洗干净按摩膏，以防堵塞毛孔形成油脂粒或出现过敏反应等。

3. 冬青膏　将冬青油、薄荷脑与凡士林混合制成冬青膏，有加强透热和润滑的作用。

（三）水剂

1. 清水　一般的洁净食用冷水即可，有清凉肌肤和退热作用，常用于小儿热证。

2. 葱姜汁　葱白和生姜洗净，捣碎取汁（或将葱姜用酒精浸泡）。其性味辛温，能解表散寒，通阳，温中止呕。如治疗风寒感冒的头痛、鼻塞，蘸葱姜汁揉风池、大椎、迎香、太阳等穴。

3. 薄荷水　取少量薄荷，用开水浸泡后放凉去渣即可应用。有清凉解表、清利头目的作用。如治疗风热感冒的头痛、发热，取薄荷水摩印堂、太阳等穴。

4. 蒜汁　将蒜剥皮捣泥取汁。蒜性味辛温，有凉润肌肤、解毒杀菌、温中健胃的作用。如治疗感冒咳喘，取蒜汁按摩肺俞、膻中、中府等穴。

5. 蛋汁（清）　将鸡蛋穿一小孔，让其蛋汁流出取用。蛋汁有清凉祛热、消积消食的作用。常用于小儿外感发热、消化不良等。

（四）油剂

1. 基础油　通常是萃取自植物的种子或者果实，通过冷榨法萃取出来，市面上也有浸泡法萃取出的基础油和通过化学萃取的方式提取出来的基础油。常用的基础油有：霍霍巴油，具有保湿锁水功效；玫瑰果，具有修复损伤功效；橄榄油，具有滋润护发功效；月见草油，具有调节内分泌功效。

2. 精油　是从植物的花、茎、叶或果实中提取出来的芳香分子，大多数是液态且具有挥发性的有机混合物。主要功效有提供细胞营养、杀菌消毒、平衡身心、美容、净化空气等。

3. 红花油　由冬青油、红花、薄荷脑和凡士林配制而成，有消肿止痛的功效，常用于软组织损伤的治疗。

4. 药油　把药物提炼成油剂，同样根据药物的功效产生不同的临床效果，有松节油、麻油等。用法：用药油少量，涂于治疗部位，运用擦法、摩法、推法，既有润滑作用，又有透热效果。

（五）酊剂

1. 红花酒　以红花泡入 85% 乙醇，数日后待用，具有润滑、消肿、活血化瘀的功效。

2. 其余各种药酒　如风湿活络酒、五加皮酒、独活寄生酒等，常因浸泡药物不同而作用各异，可视病情选择应用。

二、常用保健按摩器具

在保健按摩中，经常使用一些器具来代替或辅助按摩。按摩器具具有省力、简便、易于掌握、易于操作并可在家庭中使用等特点，受到从事按摩的人员及老百姓的喜爱。常用的保健按摩器具有振动式按摩器、滚动式按摩器、挤捏式按摩器等；小型的有按摩棒、叩击锤等；较大型的有按摩椅、按摩床等，牵引器也属于按摩器具。

（一）辅助工具

常用的按摩辅助工具有刮痧板、罐类、灸艾类、砭石类及按摩棒、点穴笔、桑枝棒等。

（二）按摩仪器

1. 根据动力分类

（1）电动按摩器具：以电动机为动力，外加一个按摩头，有振动、挤捏、滚动、敲打等功能。市场上多见挤捏式按摩器、振动式按摩器和各种组合式按摩器。有些特殊性质的按摩器如水流按摩器、喷气按摩器、蒸汽按摩器等，也属于电动按摩器。

（2）手动按摩器具：有滚轮式按摩器、滚珠式按摩器、叩击式按摩器、足底按摩器、按摩鞋、按摩梳等。这些按摩器具对人体的刺激为单纯机械刺激或结合磁、频谱、红外线等物理刺激。

2. 根据模拟手法分类 可分为振动式按摩器、滚动式按摩器、挤捏式按摩器、按揉式按摩器、叩击式按摩器、牵引式按摩器等。

3. 根据形态分类 可分为按摩床、按摩椅、棒式按摩器、枪式按摩器等。

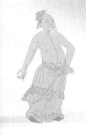

第二章

保健按摩基础

学习目标 ::::::::

掌握：常用保健按摩穴位定位；常用保健按摩手法操作要领。

熟悉：常用经络分布规律；常用保健按摩手法注意事项。

了解：常用保健按摩穴位应用；常用保健按摩手法定义、功效及适应证。

第一节　常用经络分布规律

一、总体分布

十二经脉左右对称地分布于头面、躯干和四肢，纵贯全身。与五脏（另加心包）相配属的六条阴经（六阴经），分布于四肢内侧和胸腹，上肢内侧为手三阴经，下肢内侧为足三阴经；与六腑相配属的六条阳经（六阳经），分布于四肢外侧和头面、躯干。上肢外侧为手三阳经，下肢外侧为足三阳经。

十二经脉在四肢的分布呈现一定规律，具体表述如下：按正立姿势，两臂下垂拇指向前的体位，将上下肢的内外侧分别分成前、中、后三个区线。手足阳经为阳明在前、少阳在中、太阳在后；手足阴经为太阴在前、厥阴在中、少阴在后。其中足三阴经在足内踝上 8 寸以下为厥阴在前、太阴在中、少阴在后，至内踝上 8 寸以上，太阴交出于厥阴之前。

二、具体分布

（一）手三阴经

1. 手太阴肺经（图 2-1）　起于中焦，属肺，络大肠，联系胃及肺系；从肺系出来，外行线起于侧胸上部，循行于上肢内侧前缘，经过寸口，止于拇指桡侧端；分支从腕后分出，止于示指桡侧端。

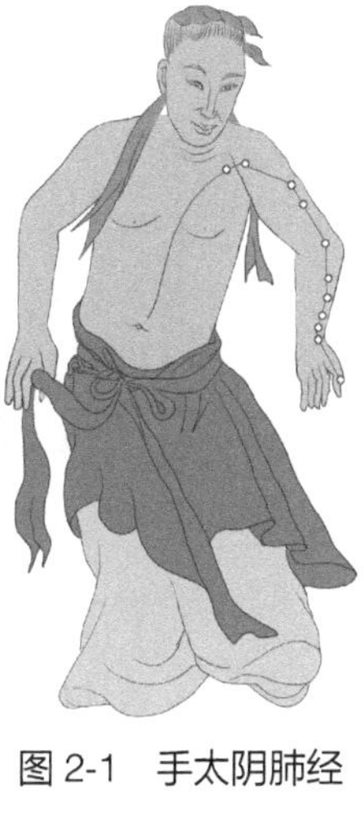

2. 手厥阴心包经（图 2-2）　起于胸中，属心包，下膈，联络三焦；外行支从胸中出于侧胸上部，循行于上肢内侧面的中间部，入掌止于中指端；掌中分支止于环指末端。

图 2-1　手太阴肺经

3. 手少阴心经（图2-3）　起于心中，联系心系、肺、咽及目系，属心络小肠，从肺部浅出腋下，循行于上肢内侧后缘，至掌后豌豆骨部，入掌内，止于小指桡侧端。

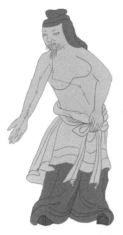 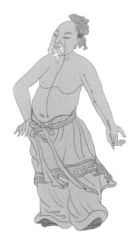

图2-2　手厥阴心包经　　　　　　　图2-3　手少阴心经

（二）手三阳经

1. 手阳明大肠经（图2-4）　起于示指桡侧端，循行于上肢外侧的前缘，上走肩，入缺盆，络肺属大肠；从缺盆上走颈，经颈部入下齿，过人中沟，止于对侧鼻旁。

2. 手少阳三焦经（图2-5）　起于环指末端，沿手背第4、5掌骨间上行于上肢外侧中间部，上肩，经颈部上行联系耳内及耳前后、面颊、目外眦等部；体腔支从缺盆进入，分布于胸中，联系心包、膻中、三焦等。

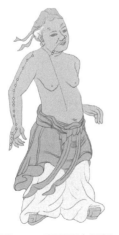 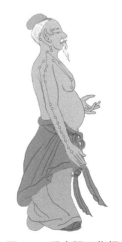

图2-4　手阳明大肠经　　　　　　　图2-5　手少阳三焦经

3. **手太阳小肠经**（图 2-6）　起于小指尺侧端，循行于上肢外侧的后缘，绕行肩胛部，内行线从缺盆进入，下行络心，属小肠，联系胃、咽；上行线从缺盆至目外眦、耳，分支从面颊抵鼻，止于目内眦。

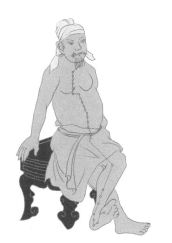

图 2-6　手太阳小肠经

（三）足三阴经

1. **足太阴脾经**（图 2-7）　起于足大趾，循行于小腿内侧的中间，至内踝上 8 寸后循行于小腿内侧的前缘，经膝股部内侧前缘，入腹属脾络胃，上膈，经过咽，止于舌；分支从胃注心中；另有一条分布于胸胁，经锁骨下，止于腋下大包穴。

2. **足厥阴肝经**（图 2-8）　起于足大趾外侧，经足背、内踝前（在内踝上 8 寸处与足太阴相交而循行于其后侧）上行于大腿内侧，联系阴部，入体腔，联系胃、肝、胆、膈、胁肋，经咽喉上联目系，上行出于额部，与督脉交会于巅顶部。目系支脉下经颊里，环绕唇内。肝部支脉上膈，注于肺中。

3. **足少阴肾经**（图 2-9）　起于足小趾之下，斜走足心，经舟骨粗隆下、内踝后侧，沿小腿、腘窝、大腿的内后侧上行，穿过脊柱，属于肾，络膀胱；另有分支向上行于腹部前正中线旁 0.5 寸，胸部前正中线旁 2 寸，止于锁骨下缘。肾部直行脉向上穿过肝、膈，进入肺中，再沿喉咙上行，止于舌根两旁；肺部支脉，联络于心，流注于胸中。

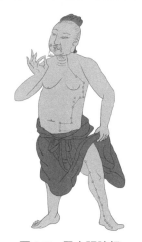 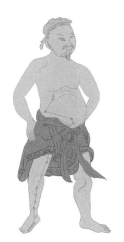 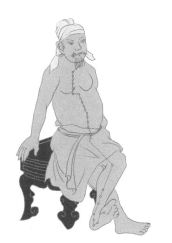

图 2-7　足太阴脾经　　　　图 2-8　足厥阴肝经　　　　图 2-9　足少阴肾经

（四）足三阳经

1. **足阳明胃经**（图 2-10）　起于鼻旁，上行鼻根，沿着鼻外侧（承泣）下行，入上齿，环绕口唇，交会承浆，循行过下颌、耳前，止头角；主干线从颈下胸，内行部分入缺盆，属胃络脾；外行部分循行于胸腹第 2 侧线，抵腹股沟处，下循下肢外侧前缘，止于第 2 趾外侧端；分支从膝下 3 寸和足背分出，分别到中趾和足大趾。

2. 足少阳胆经（图 2-11）　起于目外眦，向上到达额角，向后行至耳后（风池），经颈、肩部后下入缺盆。耳部支脉从耳后进入耳中，经过耳前到达目外眦后方；外眦部支脉，从外眦部下行至大迎，再向上到颧骨部，下行经颊车、经颈部向下与前脉合于缺盆；从缺盆部发出内行支进入胸中，通过横膈，联系肝胆，经胁肋内，下达腹股沟动脉部，再经过外阴毛际，横行入髋关节部（环跳）；从缺盆部发出的外行支，下经腋、侧胸、季胁部与前脉会合于髋关节部，再向下沿着大腿外侧下行到外踝前至足背，止于第 4 趾外侧；足背分支止于足大趾。

3. 足太阳膀胱经（图 2-12）　起于目内眦，循行至头顶并入络脑；分支至耳上角；主干经脉从头顶向下到枕部，循行于脊柱两侧，经过背腰部，入内属膀胱络肾，向下贯臀，止腘窝；枕部分支向下循行于背腰部主干经线外侧，至腘窝部相合后循行于小腿后侧，经过外踝之后，前行于小趾外侧端。

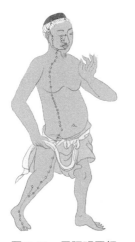
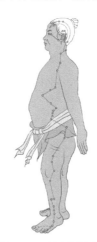
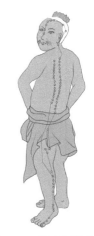

图 2-10　足阳明胃经　　　　图 2-11　足少阳胆经　　　　图 2-12　足太阳膀胱经

第二节　常用保健按摩穴位

一、头面颈项部穴

1. 太阳

【定位】　在颞部，当眉梢与目外眦之间，向后约一横指的凹陷处。

【应用】　①头痛；②目疾；③面瘫。

2. 印堂

【定位】　在额部，当两眉头连线中间。

【应用】　①痴呆、痫证、失眠、健忘等神志病证；②头痛、眩晕；③鼻衄、鼻渊；④小儿惊风、子痫、产后血晕。

3. 百会

【定位】　在头部，当前发际正中直上5寸，或头顶正中线与两耳尖连线的交点处。

【应用】　①痴呆、中风、失语、瘛疭、失眠、健忘、癫狂、痫证、癔症等神志病证；②头风、头痛、眩晕、耳鸣等头面病证；③脱肛、阴挺、胃下垂、肾下垂等气失固摄而致的下陷性病证。

4. 水沟

【定位】　在面部，当人中沟的上1/3与中1/3交点处。

【应用】　①昏迷、晕厥、中风、中暑、休克、呼吸衰竭等急危重症，为急救要穴之一；②癔症、癫狂、痫证、急慢惊风等神志病证；③鼻塞、鼻衄、面肿、口歪、齿痛、牙关紧闭等面鼻口部病证；④闪挫腰痛。

5. 四神聪

【定位】　在头顶部，当百会穴前后左右各1寸处，共4个穴位。

【应用】　①头痛、眩晕、失眠、健忘、癫狂、痫证等神志病证；②目疾。

6. 风池

【定位】　在项部，当枕骨之下，与风府相平，胸锁乳突肌与斜方肌上端之间的凹陷处。

【应用】　①中风、癫狂、痫证、眩晕等内风所致的病证；②感冒、鼻塞、鼻衄、目赤肿痛、口眼歪斜等外风所致的病证；③头痛，耳鸣，耳聋；④颈项强痛。

二、胸腹部穴

1. 中脘

【定位】　在上腹部，前正中线上，脐上4寸处。

【应用】　①胃痛、腹胀、纳呆、呕吐、吞酸、呃逆、小儿疳积等脾胃病证；②黄疸；③癫狂，脏躁。

2. 天枢

【定位】　在腹中部，脐中旁开2寸处。

【应用】　①腹痛、腹胀、便秘、腹泻、痢疾等胃肠病证；②月经不调、痛经等妇科疾患。

3. 气海

【定位】　在下腹部，前正中线上，当脐中下1.5寸处。

【应用】　①虚脱、形体羸瘦、脏气衰惫、乏力等气虚病证；②水谷不化、绕脐疼痛、腹泻、痢疾、便秘等肠腑病证；③小便不利、遗尿等泌尿系病证；

④遗精，阳痿，疝气；⑤月经不调、痛经、经闭、崩漏、带下、阴挺、产后恶露不止、胞衣不下等妇产科病证。

4. 关元

【定位】　在下腹部，前正中线上，当脐中下 3 寸处。

【应用】　①中风脱证、虚劳冷惫、羸瘦无力等元气虚损病证；②少腹疼痛，疝气；③腹泻、痢疾、脱肛、便血等肠腑病证；④五淋、尿血、尿闭、尿频等泌尿系病证；⑤遗精、阳痿、早泄、白浊等男科病证；⑥月经不调、痛经、经闭、崩漏、带下、阴挺、恶露不尽、胞衣不下等妇产科病证。

5. 神阙

【定位】　在腹中部，脐中央。

【应用】　①虚脱、中风脱证等元阳暴脱病证；②腹痛、腹胀、腹泻、痢疾、便秘、脱肛等肠腑病证；③水肿，小便不利。

6. 中极

【定位】　在下腹部，前正中线上，当脐中下 4 寸处。

【应用】　①遗尿、小便不利、癃闭等泌尿系病证；②遗精、阳痿、不育等男科病证；③月经不调、崩漏、阴挺、阴痒、不孕、产后恶露不尽、带下等妇科病证。

三、背腰骶部穴

1. 肩井

【定位】　在肩上，大椎穴与肩峰端连线的中点。

【应用】　①颈项强痛，肩背疼痛，上肢不遂；②难产、乳痈、乳汁不下、乳癖等妇产科及乳房疾患；③瘰疬。

2. 肩中俞

【定位】　第 7 颈椎棘突下，旁开 2 寸处。

【应用】　①咳嗽，气喘；②肩背疼痛。

3. 天宗

【定位】　肩胛骨冈下窝中央凹陷处，约当肩胛冈中点下缘与肩胛下角之间的上 1/3 折点处取穴。

【应用】　①肩胛疼痛、肩背部损伤等局部病证；②气喘。

4. 膈俞

【定位】　第 7 胸椎棘突下，旁开 1.5 寸处。

【应用】　①呕吐、呃逆、气喘、吐血等上逆之证；②贫血；③瘾疹，皮肤瘙痒；④潮热，盗汗；⑤血瘀诸证。

5. 命门

【定位】　后正中线上，第2腰椎棘突下凹陷中。

【应用】　①腰脊强痛，下肢痿痹；②月经不调、赤白带下、痛经、经闭、不孕等妇科病证；③遗精、阳痿、精冷不育、小便频数等男科病证；④小腹冷痛，腹泻。

6. 肾俞

【定位】　第2腰椎棘突下，旁开1.5寸处。

【应用】　①头晕、耳鸣、耳聋、腰酸痛等肾虚病证；②遗尿、遗精、阳痿、早泄、不育等生殖泌尿系疾患；③月经不调、带下、不孕等妇科病证。

7. 夹脊

【定位】　在背腰部，当第1胸椎至第5腰椎棘突下两侧，后正中线旁开0.5寸，一侧17穴，左右共34穴。

【应用】　适应范围较广，其中胸椎上段的穴位治疗心肺、上肢疾病；胸椎中段的穴位治疗胃肠、肝胆疾病；腰部的穴位治疗腰腹及下肢疾病。

四、上肢部穴

1. 肩髃

【定位】　肩峰端下缘，当肩峰与肱骨大结节之间，三角肌上部中央。臂外展或平举时，肩部出现两个凹陷，当肩峰前下方凹陷处。

【应用】　①肩臂挛痛、上肢不遂等肩、上肢病证；②瘾疹。

2. 曲池

【定位】　屈肘成直角，在肘横纹外侧端与肱骨外上髁连线中点。

【应用】　①手臂痹痛、上肢不遂等上肢病证；②热病；③高血压；④癫狂；⑤腹痛吐泻等肠胃病证；⑥咽喉肿痛、齿痛、目赤肿痛等五官热性病证；⑦瘾疹、湿疹、瘰疬等皮肤、外科疾患。

3. 手三里

【定位】　在阳溪穴与曲池穴连线上，肘横纹下2寸处。

【应用】　①手臂无力、上肢不遂等上肢病证；②腹痛，腹泻；③齿痛，颊肿。

4. 内关

【定位】　腕横纹上2寸，掌长肌腱与桡侧腕屈肌腱之间。

【应用】　①心痛、胸闷、心动过速或过缓等心疾；②胃痛、呕吐、呃逆等胃腑病证；③中风；④失眠、郁证、癫狂、痫证等神志病证；⑤眩晕症，如晕车、晕船、耳源性眩晕；⑥肘臂挛痛。

5. 合谷

【定位】　在手背，第1、2掌骨间，当第2掌骨桡侧的中点处。简便取穴法：

以一手的拇指指间关节横纹，放在另一手拇、示指之间的指蹼缘上，当拇指尖下是穴。

【应用】 ①头痛、目赤肿痛、齿痛、鼻衄、口眼歪斜、耳聋等头面五官诸疾；②发热、恶寒等外感病证，热病无汗或多汗；③经闭、滞产等妇产科病证。

6. 劳宫

【定位】 掌心横纹中，第 2、3 掌骨中间。简便取穴法：握拳，中指尖下是穴。

【应用】 ①中风昏迷、中暑等急症；②心痛、烦闷、癫狂等神志疾患；③口疮，口臭；④鹅掌风。

五、下肢部穴

1. 环跳

【定位】 侧卧屈膝屈髋位，当股骨大转子高点与骶管裂孔连线的外 1/3 与内 2/3 交点处。

【应用】 ①腰胯疼痛、下肢痿痹、半身不遂等腰腿疾患；②瘾疹。

2. 血海

【定位】 屈膝，在髌骨内上缘上 2 寸，当股四头肌内侧头的隆起处。简便取穴法：患者屈膝，医者以左手掌心按于患者右膝髌骨上缘，第 2 至 5 指向上伸直，拇指约呈 45° 斜置，拇指尖下是穴。对侧取法仿此。

【应用】 ①月经不调、痛经、经闭等月经病；②瘾疹、湿疹、丹毒等血热性皮肤病。

3. 阳陵泉

【定位】 腓骨小头前下方凹陷中。

【应用】 ①黄疸、胁痛、口苦、呕吐、吞酸等肝胆犯胃病证；②膝肿痛、下肢痿痹及麻木等下肢、膝关节疾患；③小儿惊风。

4. 足三里

【定位】 犊鼻穴下 3 寸，胫骨前缘外 1 横指处。

【应用】 ①胃痛、呕吐、噎膈、腹胀、腹泻、痢疾、便秘等胃肠病证；②下肢痿痹；③癫狂等神志病；④乳痈、肠痈等外科疾患；⑤虚劳诸证，为强壮保健要穴。

5. 三阴交

【定位】 内踝尖上 3 寸，胫骨内侧面后缘。

【应用】 ①肠鸣腹胀、腹泻等脾胃虚弱诸证；②月经不调、带下、阴挺、不孕、滞产等妇产科病证；③遗精、阳痿、遗尿等生殖泌尿系统疾患；④心悸、失眠、高血压；⑤下肢痿痹；⑥阴虚诸证。

6. 委中

【定位】　在膝后区，腘横纹中点。

【应用】　①腰背痛、下肢痿痹等腰及下肢病证；②腹痛，急性吐泻；③小便不利，遗尿；④丹毒。

7. 承山

【定位】　腓肠肌两肌腹之间凹陷的顶端处，约在委中穴与昆仑穴连线中点。

【应用】　①腰腿拘急、疼痛；②痔疮，便秘。

8. 涌泉

【定位】　足趾跖屈时，约当足底（去趾）前1/3凹陷处。

【应用】　①昏厥、中暑、小儿惊风、癫狂、痫证等急症及神志病证；②头痛，头晕，目眩，失眠；③咯血、咽喉肿痛、喉痹等肺系病证；④大便难，小便不利；⑤奔豚气；⑥足心热。

9. 太冲

【定位】　足背，第1、2跖骨结合部之前凹陷中。

【应用】　①中风、癫狂、痫证、小儿惊风；头痛、眩晕、耳鸣、目赤肿痛、口歪、咽痛等肝经风热病证；②月经不调、痛经、经闭、崩漏、带下等妇科病证；③黄疸、胁痛、腹胀、呕逆等肝胃病证；④癃闭，遗尿；⑤下肢痿痹，足跗肿痛。

第三节　常用保健按摩手法

一、揉法

（一）定义

揉法是以指、掌或前臂等部位着力于人体体表某一部位，并带动该部位皮下组织，做环旋运动的一种手法。根据施术者着力部位的不同可分为指揉、掌揉及前臂揉法。其中，指揉法又可分为拇指揉，中指揉，示、中二指揉及多指揉法；掌揉法可分为全掌揉、大鱼际揉、小鱼际揉及掌根揉法。

（二）操作要领

1. 指揉法　以拇指或其他手指指腹（图2-13）着力于受术部位，以肘部为支点，前臂主动摆动带动施术部位做小幅度环旋揉动，并带动该部位皮下组织一起运动。

2. 掌揉法　以掌面、掌根或鱼际（图2-14）着力于受术部位，以肘关节为支点，

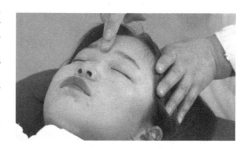

图2-13　中指揉法

前臂主动摆动带动施术部位做环旋揉动。

3. 前臂揉法（图 2-15）　以前臂尺侧上 1/3 肌肉丰厚处着力、吸定受术者体表，手腕放松，以肩关节为支点，上臂主动旋摆，带动施术部位做回旋运动。

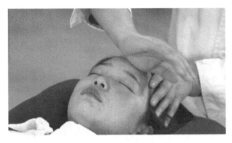
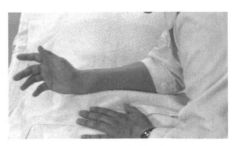

图 2-14　大鱼际揉法　　　　　　　图 2-15　前臂揉法

（三）功效及适应证

1. 手法功效　具有疏通经络、行气活血、宽胸理气、健脾和胃、消肿止痛、安神镇惊等功效。

2. 适应证　适用于全身各部位，常用于头痛、眩晕、失眠、焦虑等头面部症状，胸闷胁痛、脘腹胀痛、便秘、泄泻等胸腹部症状，颈肩腰背及四肢的软组织疼痛等，也常用于小儿推拿和美容。

（四）注意事项

1. 揉法环旋均匀，压力适中，不可在体表摩擦、跳跃。

2. 揉动时一定要带动该部位皮下组织。

3. 大部分揉法频率控制在每分钟 120 ～ 160 次；大鱼际揉法每分钟约 200 次。

二、滚法

（一）定义

滚法是以掌背尺侧或前臂尺侧上 1/3 肌肉为着力点，通过腕、肘关节的周期性屈伸或旋转及前臂内外旋转的联合运动，带动着力部位做往返滚动的一种手法。根据施术者着力部位的不同，可分为小鱼际滚法、掌背滚法、掌指关节滚法、指间关节滚法和前臂滚法。保健按摩常用的有掌背滚法和前臂滚法。

（二）操作要领

1. 掌背滚法（图 2-16）　拇指自然伸直，其余手指依次自然屈曲，使手背呈一自然弧形，以第 5 掌指关节背侧为起始着力点，吸定于受术部位，以肘关节为支点，前臂主动向外推旋，带动腕部自然屈伸，做持续不断的往返滚动。

2. 前臂滚法（图 2-17）　沉肩，肘关节屈曲 90°，以前臂尺侧上 1/3 肌肉丰厚处着力，以肩关节为支点，上臂做主动摆动，肘关节同时向外旋转，带动着力部位做持续不断地滚动。

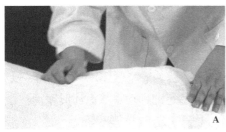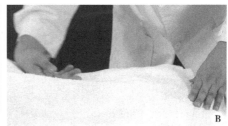

图 2-16　掌背㨰法

A.上臂内收，前臂内旋，带动腕关节回㨰使腕背伸 30° ～ 40°；B.上臂外展，前臂外旋，带动腕关节前㨰至极限，
屈腕 60° ～ 80°

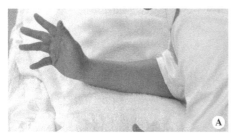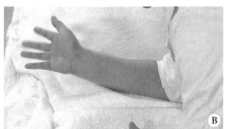

图 2-17　前臂㨰法

A.上臂主动内收，带动前臂内旋回㨰；B.上臂主动外展，带动前臂外旋前㨰

（三）功效及适应证

1.手法功效　具有舒筋通络、活血祛瘀、解痉止痛、消除疲劳等功效。

2.适应证　多用于颈肩腰背及四肢，常用于颈、肩、腰背及下肢软组织疼痛及运动后疲劳、肌肉酸痛等症。

（四）注意事项

1.㨰动时注重吸定，忌出现拖动或跳动现象。

2.操作要柔和，忌动作生硬，避免出现撞击感。

3.掌控腕关节的屈伸运动，避免出现折刀样突然改变动作。

4.频率宜控制在每分钟 120 ～ 160 次。

三、摩法

（一）定义

摩法是用指面或掌面在体表做环形摩动的手法。根据施术者着力部位的不同，可分为指摩法和掌摩法。

（二）操作要领

1.指摩法（图 2-18）　以示、中、环三指，或示、中、环、小指指面着力，

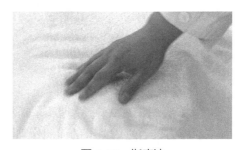

图 2-18　指摩法

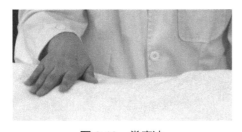

图 2-19　掌摩法

腕关节微屈，以肘关节的轻度屈伸带动指面做环形摩动。

2. 掌摩法（图 2-19）　掌指关节自然伸直，腕关节略背伸，掌面着力，以肩、肘关节的运动带动手掌做环形摩动。

（三）功效及适应证

1. 手法功效　具有宽胸理气、健脾和胃、消积导滞、调节胃肠等功能；另外摩面还有祛皱抗衰、美容养颜等功效。

2. 适应证　多用于面部、胸腹等部位，常用于胸闷气滞、脘腹胀满、泄泻、便秘等胸腹病症，也可用于面部及腹部保健。

（四）注意事项

1. 压力、速率要均匀、适当。

2. 指摩时腕关节应稍紧张，掌摩时可稍放松。

四、推法

（一）定义

推法是指在受术部位做单方向直线推动的手法。根据施术者着力部位的不同，可分为指推、掌推、拳推和肘推等。

（二）操作要领

1. 指推法　以拇指（图 2-20）或示、中二指指面着力，在体表做单方向直线推动。

2. 掌推法（图 2-21）　以掌面或掌根着力，前臂主动施力，通过肘关节的伸展带动着力部位做单方向直线推动。

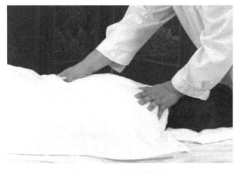

图 2-20　拇指推法

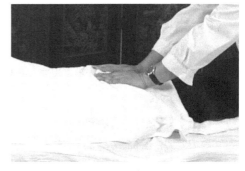

图 2-21　掌推法

3. 拳推法（图 2-22）　手握实拳，以拳心、拳面或近侧指间关节背侧突着力，前臂主动施力，通过肘关节的伸展带动着力部位做单方向直线推动。

4. **肘推法**（图 2-23）　屈肘，以前臂上端近肘尖处着力，上半身微前倾，以肩关节的运动带动着力部位做单方向直线推动。

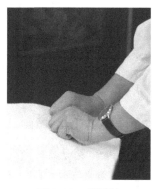
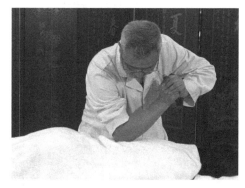

图 2-22　拳推法　　　　　　　　图 2-23　肘推法

（三）功效及适应证

1. **手法功效**　具有通经活血、化瘀消肿、行气止痛、祛风散寒、通便消积等功效。

2. **适应证**　适用于全身各部位，常用于高血压、头晕头痛、失眠及外感风寒等症；也适用于腰背酸痛、风湿痹痛及胸闷、腹胀、消化不良、食积、便秘等症。

（四）注意事项

1. 紧贴体表，直线推动，压力、速度要均匀。

2. 掌推、拳推、肘推宜慢而平稳。

3. 用力较重时，宜辅以介质，利于操作，防止损伤皮肤。

五、擦法

（一）定义

擦法是在体表做较快速的直线往返摩擦运动的一种手法。根据施术者着力部位的不同，分为指擦法和掌擦法；其中，指擦法又可细分为拇指擦法、二指擦法、四指擦法；掌擦法又可细分为全掌擦法、大鱼际擦法、小鱼际擦法。保健按摩中以二指擦法和小鱼际擦法较为常用。

（二）操作要领

1. **指擦法**（图 2-24）　以拇指，示、中二指或示、中、环、小四指指面着力，以肘关节为支点，通过肘关节的快速伸屈，带动着力部位在体表做快速的往返摩擦运动。

2. **掌擦法**　以掌面、大鱼际或小鱼际（图 2-25）着力，以肩关节为支点，通过肩、肘关节的运动，带动着力部位在体表做快速往返摩擦运动。

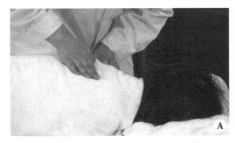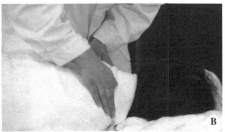

图 2-24   指擦法

肩肘联合屈伸，带动手指回收（A）和前伸（B），使手指掌面在体表快速往返摩擦

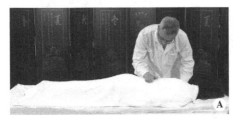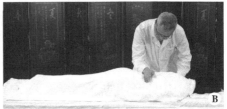

图 2-25   小鱼际擦法

小鱼际擦法属掌擦法，图 A、B 展示为腰骶部小鱼际横擦法

（三）功效及适应证

1. **手法功效**   具有祛风散寒、温经止痛、宽胸理气、行气活血等功效；另外还有温肾助阳、保健强身等功效。

2. **适应证**   适用于全身各部位，常用于感冒、咳嗽、气喘、胸闷、脘腹胀满、消化不良、饮食积滞、风寒湿痹等症；也适用于阳痿、遗精、遗尿、痛经等症。

（四）注意事项

1. 紧贴体表，压力适中。

2. 直线往返，快速擦动。

3. 辅以介质，保护皮肤，以透热为度。

4. 操作过程中自然呼吸，忌屏气。

5. 常做结束手法，操作后受术部位不宜再施其他手法。

六、抹法

（一）定义

抹法是在体表做上下、左右或弧形移动的一种手法。根据施术者着力部位的不同，可分为指抹法和掌抹法。

（二）操作要领

1. **指抹法**（图 2-26）   以拇指螺纹面着力，手腕放松，通过拇指掌指关节的灵活主动屈伸，带动着力面进行轻快、灵活的抹动。

2.**掌抹法**（图 2-27）　以掌面着力，手腕放松，以肘关节为支点，通过前臂的主动运动，带动掌面进行轻快、灵活的抹动。

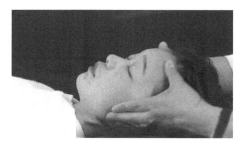

图 2-26　指抹法

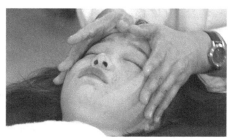

图 2-27　掌抹法

（三）功效及适应证

1.**手法功效**　具有舒筋活络、提神醒脑、疏肝解郁等功效。

2.**适应证**　多用于头面、胸腹及手掌部，常用于感冒、头痛、失眠、面瘫、胸闷、气喘及近视等症；也可用于面部美容及胸部保健。

（四）注意事项

1.用力要做到"轻而不浮、重而不滞"。

2.手法宜轻快，动作均匀协调。

七、搓法

（一）定义

搓法是用双手夹持住肢体，做较快速来回搓擦的手法。

（二）操作要领

双手掌面稍用力，夹持住受术者肢体，前臂主动施力，带动双手掌面做方向相反的较快速搓动（图 2-28）。

（三）功效及适应证

1.**手法功效**　具有行气活血、舒筋通络等功效。

2.**适应证**　多用于四肢，常用于肢体酸痛、关节活动不利等症。

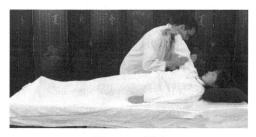

图 2-28　搓法

（四）注意事项

1.双手用力要对称，夹持松紧适度。

2.动作协调、连贯，中途不宜中断。

3.搓动频率宜快，但移动宜慢。

八、点法

（一）定义

点法是以指端、指间关节背侧突或肘尖着力于穴位，做垂直挤压的一种手法。根据施术者着力部位的不同，可分为指端点法、屈示指点法、屈拇指点法、肘尖点法等。保健按摩比较常用的是指端点法和肘尖点法。

（二）操作要领

1. **指端点法**　以拇指指端（图 2-29）或中指指端着力，逐渐垂直用力向下挤压。

2. **肘尖点法**（图 2-30）　一手握拳屈肘，肘尖着力，另一手屈肘，掌按拳面。上身前倾，以肩及躯干发力，逐渐垂直用力向下挤压。

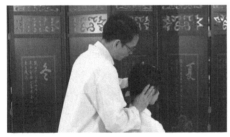
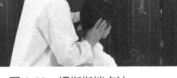

图 2-29　拇指指端点法

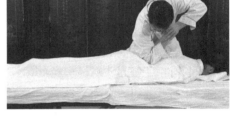

图 2-30　肘尖点法

（三）功效及适应证

1. **手法功效**　具有行气通络、开通闭塞、消肿止痛、调节脏腑等功效。

2. **适应证**　适用于全身各部位腧穴及压痛点，常用于脘腹挛痛、风湿顽痛、陈伤疼痛、肢痿瘫痪等症。

（四）注意事项

1. 挤压作用力方向需垂直于受术部位。

2. 用力平稳，由轻到重平稳加压，再由重到轻逐渐减压，忌突发突止。

3. 控制用力轻重，以"得气感"为佳，但也不可过分用力，以免伤及受术者。

4. 一般情况下宜配合揉法使用，可采用"点后继揉"或"揉三点一"的方法。

5. 操作时注重自身手指保护，避免发力过猛受伤。

九、按法

（一）定义

按法是以指面、掌面或肘部着力，对体表进行垂直按压的手法。根据施术者着力部位的不同，可分为指按法、掌按法和肘按法。

（二）操作要领

1. **指按法**（图 2-31）　以拇指螺纹面着力，其余四指握拳或伸展辅助固定助力，由轻到重垂直向下用力按压，至"得气"后停留数秒再逐渐收力。

2. **掌按法**（图 2-32）　单掌或双掌重叠施力，上身前倾，以上臂和躯干发力，由轻到重垂直向下用力按压，再逐渐收力减压。

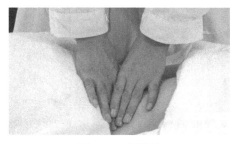

图 2-31　指按法

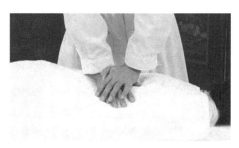

图 2-32　掌按法

3. **肘按法**（图 2-33）　以前臂上端近肘关节部着力，上身前倾，以躯干发力，由轻到重垂直向下用力按压，再逐渐收力减压。

（三）功效及适应证

1. **手法功效**　具有行气活血、开通闭塞、缓急止痛、温中散寒、理筋整骨及矫正脊柱畸形等功效。

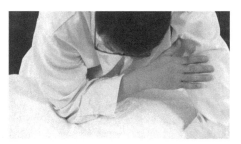

图 2-33　肘按法

2. **适应证**　指按法适用于全身各部位，常用于各种急、慢性疼痛；掌按法多用于腰背、腹部及下肢，常用于腰背疼痛、腹痛及脊柱生理曲度变直等症；肘按法多用于腰骶及臀部，常用于顽固性腰腿痛。

（四）注意事项

1. 按压作用力方向要垂直于受术部位。

2. 用力平稳，采用"轻—重—轻"原则，忌突发突止、暴起暴落。

3. 对骨质疏松患者及老年人要慎用，以免发力过猛导致骨折。

4. 背部操作时可配合受术者呼吸进行，即呼气时向下加压，吸气时上抬撤力。

5. 可采用叠指、叠掌、伸肘、上身前倾等姿势来调整增加按压的力量。

十、拨法

（一）定义

拨法是以指端或肘尖着力，对受术部位肌筋或条索状病变组织进行按压并进行横向拨动的一种手法。根据施术者着力部位的不同，可分为指拨法和肘拨法。

（二）操作要领

1. **指拨法**（图 2-34）　以拇指或示、中二指或示、中、环三指指端着力，适度下压，待有酸胀感时，做与肌纤维或韧带垂直的横向拨动。

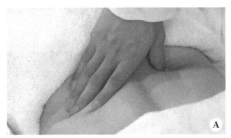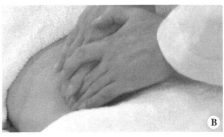

图 2-34　指拨法

A 为指拨法的拇指拨法，拇指发力方向与肌纤维垂直，也可双手拇指叠指弹拨；B 为双手示、中、环三指并排操作，指腹发力方向与肌纤维垂直

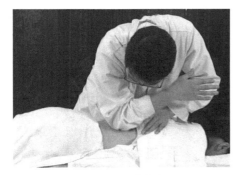

图 2-35　肘拨法

2. 肘拨法（图 2-35）　以前臂上端靠近肘尖部着力，用力下压至一定深度，待有酸胀感时，以肩部发力，做与肌纤维或韧带垂直的横向拨动。

（三）功效及适应证

1. 手法功效　具有解痉止痛、消散结聚、松解粘连、疏理肌筋等功效。

2. 适应证　多用于颈肩腰背及四肢的肌肉、肌腱、条索状病变组织或压痛点，常用于落枕、颈椎病、肩周炎、腰腿痛等症。

（四）注意事项

1. 拨动的方向、角度，应与局部肌纤维或韧带垂直。

2. 拨动时指下应有在肌腹、肌腱上滑过的弹拨感，而不应在表皮上摩擦移动。

3. 由轻而重，待受术者适应后逐渐加力，避免医源性损伤。

4. 掌握"以痛为腧、不痛用力"的原则。

5. 指拨法在背、腰、臀部操作时，可采用叠指、握腕等姿势来调整力度。

十一、拿法

（一）定义

拿法是用拇指与其余手指相对用力，对受术部位肌肉进行捏提或捏揉的一种手法，简言之，"捏而提起"谓之拿。

（二）操作要领

拇指与其余手指螺纹面相对用力，夹住受术部位肌肉，逐渐用力内收，并将肌肉提起再放松（图 2-36）。拇指与示、中二指配合施术称为三指拿法，大拇指与其余四指配合施术，称为五指拿法。

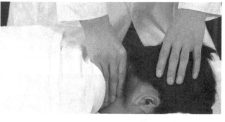

图 2-36 拿法

（三）功效及适应证

1. 手法功效 具有祛风散寒、行气活血、通经络、解痉止痛等功效。

2. 适应证 多用于颈肩及四肢，常用于落枕、颈椎病、肩周炎、软组织损伤、半身不遂、运动性疲劳等症。

（四）注意事项

1. 指腹着力，避免指端、指甲内扣。

2. 腕关节放松，动作灵活而轻巧。

3. 捏提和回送动作连贯而有节奏。

4. 用力由轻到重，再由重到轻，平稳过渡，避免突然加力或收力。

十二、捻法

（一）定义

捻法是用拇指与示指夹住受术者手指或足趾进行捏揉搓捻的一种手法。

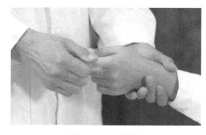

图 2-37 捻法

（二）操作要领

拇指螺纹面与示指中、末节螺纹面或桡侧缘相对用力夹持住受术部位，拇指与示指主动运动，稍用力做对称性快速搓揉捻转（图 2-37）。

（三）功效及适应证

1. 手法功效 具有理筋通络、滑利关节、活血消肿、祛风止痛等功效。

2. 适应证 多用于四肢末端，常用于瘫痪、类风湿关节炎、手指与足趾关节损伤或炎症所引发的指、趾关节疼痛、肿胀、屈伸不利等症。

（四）注意事项

1. 带动皮下组织，不要与皮肤有明显的摩擦。

2. 动作轻巧灵活，由近端向远端进行快捻慢移。

十三、抖法

（一）定义

抖法是握住四肢远端，做连续的小幅度上下抖动的一种手法。根据作用力部位的不同，可分为抖上肢、抖下肢。

（二）操作要领

1. 抖上肢（图 2-38） 双手握住受术者腕部或掌部，牵引上肢向前外侧抬起 60° 左右，然后做频率较高的小幅度上下连续抖动，将抖动波传至肩部。也可单手握受术者手部做横向抖动。

2. **抖下肢**（图 2-39）　受术者仰卧，下肢自然放松伸直。施术者双手握其一侧踝部，微牵拉并抬离床面，然后做小幅度上下连续抖动，将抖动波传至髋部。

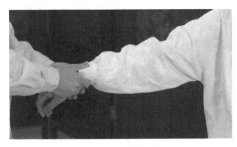

图 2-38　抖上肢

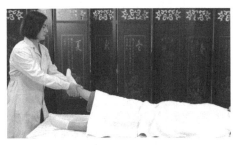

图 2-39　抖下肢

（三）功效及适应证

1. **手法功效**　具有舒筋活血、滑利关节、松解粘连、消除疲劳等功效。

2. **适应证**　多用于四肢，常用于肩周炎、肩部伤筋、髋部伤筋及四肢运动性疲劳酸痛等症。

（四）注意事项

1. 抖动前，受术者肢体要充分放松。

2. 抖动频率由慢至快，动作连续不断。

3. 抖动过程中自然呼吸，不可屏气。

4. 上肢抖动幅度小，频率快；下肢抖动幅度可稍大，频率稍缓。

十四、拍法

（一）定义

拍法是用虚掌节律性拍打体表的手法。

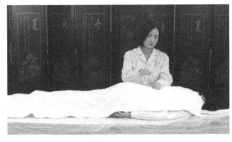

图 2-40　拍法

（二）操作要领

五指并拢，掌指关节微屈，掌心微凹。沉肩，垂肘，腕关节放松，肘关节主动屈伸，带动虚掌有弹性、有节律地拍击体表（图 2-40）。一般采用双手交替拍打。

（三）功效及适应证

1. **手法功效**　具有行气活血、解痉止痛、宽胸理气、消除疲劳等功效。

2. **适应证**　多用于肩背、腰臀及下肢，常用于风湿痹痛、筋伤劳损、筋肉痉挛或肌肉萎缩、感觉迟钝、麻木等症。

（四）注意事项

1. 虚掌拍打，动作平稳有节律。

2. 手腕放松，以前臂带动。

3. 垂直用力，一拍即起，忌拖动或拉动。

4. 以皮肤潮红为度。

5. 一般作结束手法使用。

十五、击法

（一）定义

击法是用拳、掌、指击打体表的一种手法。根据着力部位的不同，可分为指击法、掌根击法、侧击法和拳击法。

（二）操作要领

1. **指击法**（图 2-41） 五指微屈，分开成爪形，或聚拢成梅花形，手腕放松，通过腕关节的屈伸发力，带动指端节律性击打体表。

2. **掌根击法**（图 2-42） 腕关节背伸，前臂主动施力，以掌根击打受术部位。

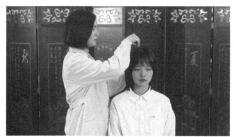

图 2-41　指击法

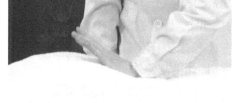

图 2-42　掌根击法

3. **侧击法**（图 2-43） 掌指部伸直，前臂主动施力，以小鱼际部节律性击打受术部位，一般双手交替操作。

4. **拳击法**（图 2-44） 手握空拳，手腕放松，以拳眼侧（小鱼际及屈曲的小指尺侧部）、拳心或拳背击打受术部位。在保健按摩中，拳眼击法运用较多，用力较轻时，又称为叩法。

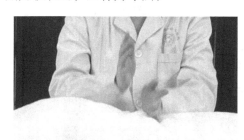

图 2-43　侧击法

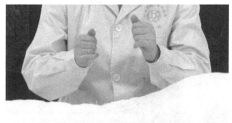

图 2-44　拳击法

（三）功效及适应证

1. 手法功效　具有通经活络、行气止痛、活血祛瘀、生肌起萎等功效。

2. 适应证　多用于头部、肩背、腰骶及下肢，适用于软组织疼痛、疲劳酸痛、风湿痹痛、头晕、头痛及肌肉萎缩等症。

（四）注意事项

1. 击打短暂迅速、有反弹感，忌停顿或拖拉。

2. 动作连续有节律，快慢适中。

3. 用力适当，收发自如，忌暴力。

4. 风心病、脑卒中、已安置心脏起搏器、重度骨质疏松或骨质增生、高血压患者操作须谨慎，枕部、实质性脏器（肝、脾、肾）体表投影区操作力度宜轻。

5. 操作侧击法时，用力宜虚不宜实。

十六、拔伸法

（一）定义

固定关节或肢体的一端，沿纵轴方向牵拉另一端；或者两手分别握住关节两端，向相反方向用力拔伸、牵拉的手法，称为拔伸法。根据受术部位的不同，可以分为脊柱关节（颈、腰）的拔伸法及四肢关节（肩、肘、腕及髋、膝、踝等）的拔伸法，保健按摩比较常用的有颈椎拔伸法、肩关节拔伸法及腕关节拔伸法等。

（二）操作要领

1. 颈椎拔伸法

（1）掌托拔伸法（图2-45）：受术者坐位，头部呈中立位或略前倾。施术者站其后，双前臂置于受术者肩部，双手虎口张开，两手拇指抵按其两侧风池穴，其余手指托住其下颌两侧，以前臂压肩点为支点，双肘下压的同时双手缓慢用力上托，持续用力拔伸颈部。

（2）肘托拔伸法（图2-46）：受术者坐位，头部呈中立位。施术者站其侧后方，一手肘部屈曲托受术者下颌部，同时手掌固定对侧头部，另一手虎口固定其后枕部，两手协同向上施力，缓慢持续拔伸颈部。

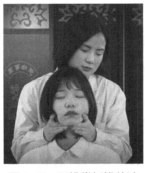

图 2-45　颈椎掌托拔伸法

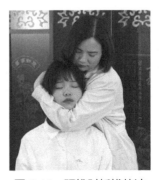

图 2-46　颈椎肘托拔伸法

（3）仰卧位拔伸法（图2-47）：受术者仰卧。施术者坐其头端，一手托其枕部，另一手勾托其下颏部，双手协同向头端水平位施力，缓慢持续拔伸颈部。

2. 肩关节拔伸法

（1）肩关节上举拔伸法（图2-48）：受术者坐位。施术者站其侧方，双手握其上臂近肘关节处，慢慢牵拉上肢上举至最大限度，再缓慢持续用力拔伸肩关节。

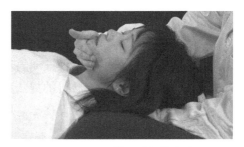

图 2-47　颈椎仰卧位拔伸法

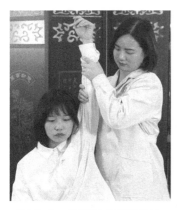

图 2-48　肩关节上举拔伸法

（2）肩关节对抗拔伸法（图2-49）：受术者坐位。施术者站其侧方，两手分握其腕部和肘部，引导肩关节至外展位时缓力持续拔伸，同时嘱受术者身体向另一侧倾斜，或令助手固定其上半身，以对抗拔伸之力。

3. 腕关节拔伸法（图 2-50）

一手握受术者前臂下段，另一手握其手掌，两手向相反方向施力，缓慢持续拔伸腕关节。

（三）功效及适应证

1. 手法功效　具有理筋整复、滑利关节、松解粘连、纠正错位、缓解神经受压等功效。

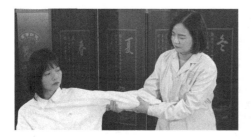

图 2-49　肩关节对抗拔伸法

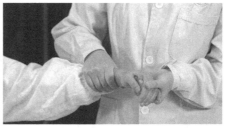

图 2-50　腕关节拔伸法

2. 适应证　多用于颈、腰椎及四肢关节，常用于颈、腰椎及四肢关节病症所导致的关节间隙变窄、小关节紊乱、神经受压及软组织粘连、痉挛疼痛等症。

（四）注意事项

1. 拔伸动作平稳和缓，初始用力由小到大，到位后用力均匀持续，再逐渐收力。

2. 拔伸前放松关节周围肌肉，不可在痉挛、疼痛较重的情况下拔伸。

3. 控制好拔伸用力和方向，不可中途随意改变。

4. 保持一定的拔伸时间，一般持续拔伸1～2分钟。

十七、摇法

（一）定义

将关节沿运动轴的方向做被动的环转运动，称为摇法。根据受术部位的不同，可以分为脊柱关节（颈、腰）的摇法和四肢关节（肩、肘、腕及髋、膝、踝等）的摇法，比较常用的有颈项部摇法、肩关节摇法、腕关节摇法、腰部摇法、髋关节摇法和踝关节摇法等。

（二）操作要领

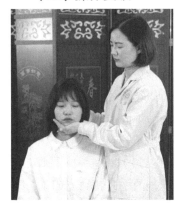

图 2-51　颈项部摇法

1. 颈项部摇法（图 2-51）　受术者坐位，颈项部放松，头略前倾。施术者站其侧后方，一手按其枕部，另一手托其下颌，两手协同用力，做顺时针或逆时针环转摇动。

2. 肩关节摇法

（1）握手摇肩法（图 2-52）：受术者坐位或仰卧位，肩部放松。施术者站其一侧，一手按其近侧肩部，另一手握其同侧手部，稍用力将其手臂牵引伸直，然后做肩关节顺时针或逆时针方向的小幅度环转摇动。

（2）托肘摇肩法（图 2-53）：受术者坐位，肩部放松。施术者站其一侧，微下蹲，一手按其近侧肩部，另一手托其同侧肘部，将其前臂放在施术者前臂上，按顺时针或逆时针方向做肩关节的中等幅度环转摇动。

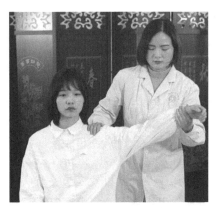

图 2-52　握手摇肩法

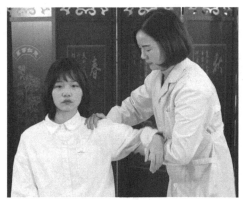

图 2-53　托肘摇肩法

（3）大幅度摇肩法：受术者坐位，上肢自然下垂并放松。施术者站其前外侧，两足呈"丁"字形，双手夹持其近侧腕部，牵伸并抬高其上肢至前外方约 45° 时，下方之手逐渐翻掌，上举至 160° 时，翻掌之手虎口顺势握其腕部，同时另一手沿其前臂、上臂抹至肩部并稍用力下按固定（后方之足同步跟随往前跨一小步固定术者重心），握腕之手稍用力牵拉后顺势引导上肢回位，同时按肩之手顺原路返回（跨出之足同步返回），两手呈初始夹持腕部状态，如此周而复始，按顺时针或逆时针方向大幅度摇转肩关节。

3. **腕关节摇法**（图 2-54）　受术者坐位或仰卧位。施术者一手握其前臂下段，另一手握其手掌，稍拔伸后做腕关节顺时针或逆时针方向的环转摇动。也可以一手握其前臂下段，另一手五指分开与受术者五指相扣，然后引导腕关节做双向环转摇动。

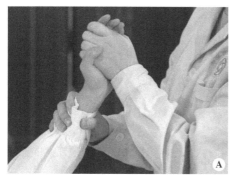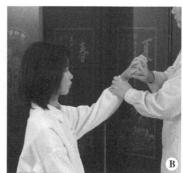

图 2-54　腕关节摇法

A 为操作者握其手掌摇腕；B 为操作者与受术者五指相扣摇腕

4. **腰部摇法**

（1）仰卧位摇腰法（图 2-55）：受术者仰卧，屈髋屈膝。施术者站于一侧，一手扶持双踝，一手按其膝部，引导受术者极度屈髋让其臀部离开床面后，再做腰部的顺时针或逆时针方向摇转。

（2）俯卧位摇腰法（图 2-56）：受术者俯卧，双下肢并拢伸直。施术者站于一侧，一手按其腰部，另一手从其双膝上方穿过，托抱其双下肢，然后做腰部的顺时针或逆时针方向摇转。

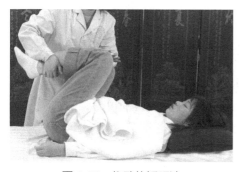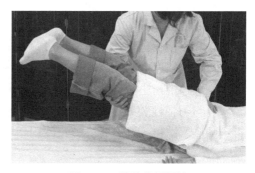

图 2-55　仰卧位摇腰法　　　　　　图 2-56　俯卧位摇腰法

5. **髋关节摇法**（图 2-57）　受术者仰卧，被摇转一侧下肢屈髋屈膝，另一侧下肢伸直放松。施术者站其摇转一侧，一手扶按其膝部，另一手握其踝部，将下肢屈髋至 90°，再做髋关节的顺时针或逆时针方向摇转。

6. **踝关节摇法**

（1）仰卧位踝关节摇法（图 2-58）：受术者仰卧，下肢伸直放松。施术者站其足端，一手托握其足跟固定，另一手握其足掌或足趾，稍用力拔伸后做踝关节的顺时针或逆时针方向摇转。

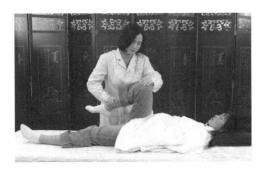

图 2-57　髋关节摇法

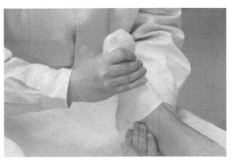

图 2-58　仰卧位踝关节摇法

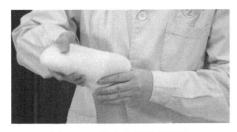

图 2-59　俯卧位踝关节摇法

（2）俯卧位踝关节摇法（图 2-59）：受术者俯卧，被摇一侧屈膝。施术者站其足端，一手握其足跟，另一手托握其足背或足趾，两手协同做踝关节的顺时针或逆时针方向摇转。

（三）功效及适应证

1. **手法功效**　具有舒筋活络、通畅气血、松解粘连、滑利关节等功效。

2. **适应证**　多用于颈、腰椎及四肢关节，常用于颈腰椎及四肢关节病症所导致的软组织损害、关节酸痛及运动功能障碍等症。

（四）注意事项

1. 开始摇转宜慢，摇转动作协调、稳定，不可突然快速摇转。

2. 摇转幅度由小到大，并控制在正常生理活动范围内。

3. 做颈椎摇法时，嘱受术者睁眼，以防止其头晕。

4. 对习惯性关节脱位，椎动脉型、交感型、脊髓型颈椎病以及颈部外伤、骨折、肿瘤、结核等病患者，禁止使用相应部位的摇法。

附　踩跷法

（一）定义

用足尖、足掌、足跟在人体体表的不同部位施以点、压、揉、推、摩、颤、搓等各种脚法，从而进行治疗或保健的方法，称为踩跷法。常用的踩跷方式有碎步式踩跷、弓步式踩跷和摇摆式踩跷。

（二）操作要领

1. 碎步式踩跷法（图 2-60）　受术者俯卧，施术者双手或双臂扶杠，通过上肢来控制向下踩踏的力量。准备好后，双足平行踏于受术者腰骶部正中，以走碎步的方式，脚尖靠脚后跟一起一落地节律性踩踏，身体重心随双足起落而转移，依次从腰骶部循脊柱向上踩踏至第 7

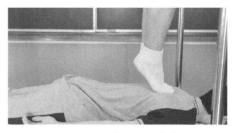

图 2-60　碎步式踩跷法

颈椎下缘，再返回腰骶部，可往返多次。此法主要适用于脊柱的踩跷。

2. 弓步式踩跷法（图 2-61）　受术者俯卧，施术者准备工作同碎步式踩跷法。一足横踏于受术者腰骶部，与脊柱垂直，另一足紧扣于一侧肩胛骨内侧缘，足内侧缘与脊柱平行，两腿呈弓步。以腰为轴，通过身体节律性地前倾后移，将重心在两足间交替移动，如此有节律地进行踩踏。此法主要适用于背腰部的踩跷。

3. 摇摆式踩跷法（图 2-62）　受术者俯卧，施术者准备工作同碎步式踩跷法。双足呈外"八"字形分踏于受术者臀横纹处，身体重心有节律地持续左右摇摆，通过身体重心在双足间的交替移动，使双足进行连续的节律性踩踏，并循大腿后缘踩至腘窝，再沿原路线返回臀部。此法主要适用于臀部及大腿的踩跷。

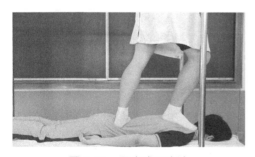

图 2-61　弓步式踩跷法

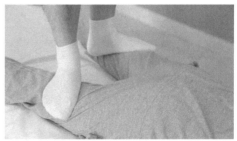

图 2-62　摇摆式踩跷法

（三）功效及适应证

1. 手法功效　具有疏经通络、理筋整复、行气活血、解痉止痛等功效。

2. 适应证　多用于背腰臀部及下肢，常用于慢性顽固性腰部软组织疼痛、腰部肌肉痉挛僵硬、腰椎后关节紊乱、慢性腰肌劳损等症，也可用于保健按摩和治未病。

（四）注意事项

1. 操作时注意力集中，通过上肢来控制下踩之力，忌蛮力、暴力。

2. 踩跷部位以背、腰、骶、臀、大腿为主，其他部位需慎重。

3. 治疗前 1 小时，受术者不得进食或过多饮水。

4. 背腰部操作时宜配合受术者呼吸进行，即受术者呼气时双足下压，吸气时双足上抬。

5. 踩跷对有较严重的心肺疾病、急性传染病、脓毒血症、出血性疾病、皮肤病、骨结核、肿瘤、骨折、肌腱断裂者及孕妇禁用。年老体弱、骨质疏松者也应慎用。

6. 施术者体重一般以 50 ～ 75kg 为宜。

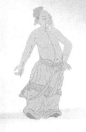

第三章
保健按摩应用

 学习目标

掌握：观看视频 ▶，掌握全身各部位保健按摩操作流程及不适症保健按摩操作。

熟悉：全身各部位保健按摩及不适症常用手法、穴位及注意事项。

了解：各种不适症定义及致病原因。

第一节　全身各部位保健按摩

一、头面部保健按摩 ▶

（一）常用手法

推法、抹法、揉法、一指禅推法、捏法、点按法、推抹法、点揉法、按揉法、擦法、勾点法、拿揉法、扫散法、提拿法、揉捏法、梳法、振法。

（二）常用穴位

印堂、神庭、太阳、睛明、攒竹、鱼腰、丝竹空、承泣、四白、迎香、颧髎、下关、颊车、水沟、地仓、承浆、风池。

（三）注意事项

面部皮肤比较嫩薄，操作时手法要轻柔，不宜过重，而头顶可稍重；另外面部操作施力方向宜向外、向上；点按、按揉时尽量运用指腹操作，避免指甲划破皮肤或在皮肤上按出指甲印；操作时不宜佩戴任何手饰。

（四）操作流程

1. **轻抹前额**　受术者仰卧位，施术者坐其头顶侧（后同）。施术者采用掌抹法，两手交替轻抹受术者额部 5 ～ 8 次，如图 3-1 所示。

2. **推抹印堂至神庭**　施术者以双手拇指指腹着力，从受术者印堂交替推抹至神庭，反复操作 5 ～ 8 遍。

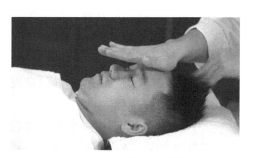

图 3-1　轻抹前额 ▶

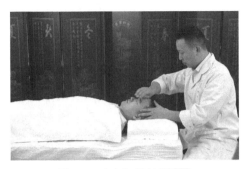

图 3-2　大鱼际揉前额 ▶

3. **大鱼际揉前额**　施术者一手扶住受术者头部，另一手以大鱼际揉法，往返揉前额 3～5 遍，如图 3-2 所示。

4. **揉按印堂**　施术者以中指或拇指指腹着力，顺时针揉按印堂穴 10 秒左右。

5. **分抹印堂至太阳**　施术者以双手拇指或大鱼际着力，分推印堂至太阳穴，反复操作 3～5 遍。

6. **揉按太阳**　施术者以双手拇指指腹着力，同时揉按两侧太阳穴，以得气为佳。

7. **捏眼眶**　施术者双手拇指与示指同时（或交替）捏上眼眶，反复操作 3～5 遍。

8. **点按眼周腧穴**　施术者以指点法同时点按两侧眼周腧穴（睛明、攒竹、鱼腰、丝竹空、承泣、四白），每穴稍停留，以得气为度。

9. **轻抹眼眶**　施术者以双手拇指指腹着力，轻抹眼眶（先上眼眶后下眼眶），反复操作 3～5 遍。

10. **擦鼻两侧**　施术者以双手示指或中指指面着力，轻擦鼻部两侧，以透热为度。

11. **点揉迎香**　施术者以中指或拇指点揉两侧迎香穴，以得气为佳。

12. **推抹鼻翼至颧髎**　施术者以双手拇指指腹着力，推抹鼻翼至颧髎穴，反复操作 3～5 遍。

13. **点揉下关、颊车**　施术者以双手中指或拇指依次点揉两侧下关、颊车穴，以得气为佳。

14. **分抹水沟至地仓**　施术者以双手拇指指腹着力，从水沟穴分抹至地仓穴，反复操作 3～5 遍。

15. **点按承浆**　施术者以拇指指端点按承浆穴，以得气为佳。

16. **轻抹下颌**　施术者以掌抹法，两手交替从下颌处轻抹至耳垂下缘。

17. **轻拍面**　施术者以双手指面着力，由下往上轻轻弹拍面部 3～5 遍。

18. **点按督脉及膀胱经**　施术者以拇指指腹着力，点按头顶督脉及足太阳膀胱经，从前发际点按至枕骨处，可反复操作 2～3 遍。

19. **推少阳**　施术者一手扶按受术者头部一侧，另一手示、中、环三指指面着力，推头部两侧足少阳胆经，从前发际推至后枕处，反复操作 3～5 遍，如图 3-3 所示。

20. **拿揉头部两侧**　施术者以双手十指指面着力，由前向后同时拿揉头部两侧，反复操作 3～5 遍，如图 3-4 所示。

21. **勾点风池**　施术者以双手中指指端着力，勾点两侧风池穴，以得气为佳。

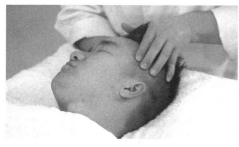

图 3-3　推少阳 ▶

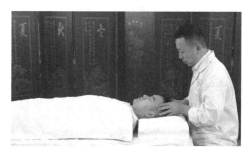

图 3-4　拿揉头部两侧 ▶

22. 拿五经　施术者一手托扶受术者后枕，另一手五指分开呈爪形，以指面着力，从前发际拿至后枕，反复操作 3 ～ 5 遍，如图 3-5 所示。

23. 轻击头部　施术者以双手指击法或合掌击法轻击头部数次。

24. 揉捏耳郭　施术者以双手拇指指腹同时揉捏两侧耳郭，自耳垂揉捏至耳尖，反复操作 3 ～ 5 遍，如图 3-6 所示。

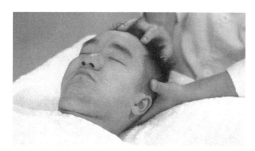

图 3-5　拿五经 ▶

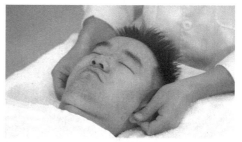

图 3-6　揉捏耳郭 ▶

25. 振耳　施术者以双手掌面捂住双耳，做掌振法约 10 秒。

26. 梳理头皮　施术者以十指为梳，牵拉头发轻提，梳理 3 ～ 5 遍。

二、胸腹部保健按摩 ▶

（一）常用手法

推法、抹法、点按法、摩法、拿法、揉法、振法。

（二）常用穴位

中府、云门、上脘、中脘、下脘、天枢、气海、关元、膻中。

（三）注意事项

操作时手法要轻柔，不宜过重；手法以顺时针为主；对女性在分推胸部时应避开乳房。

（四）操作流程

1. 分推前胸部　施术者双掌放置于受术者胸中线，掌面着力，分推至两胁肋，操作 5 ~ 8 遍，如图 3-7 所示。

2. **梳肋间法**　施术者十指指腹着力，自胸中线沿两侧肋间分抹 3 ~ 5 遍，如图 3-8 所示。

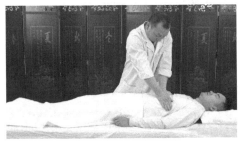

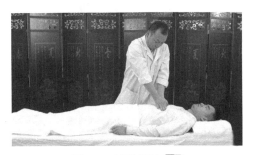

图 3-7　分推前胸部 ▶　　　　　　图 3-8　梳肋间法 ▶

3. **点按胸腹部常用腧穴**　施术者采用拇指指端点法依次点按中府、云门、上脘、中脘、下脘、天枢、气海、关元等腧穴，每穴持续约 30 秒。

4. **双掌摩腹法**　施术者双掌掌面着力，顺时针环摩腹部 30 ~ 50 遍，如图 3-9 所示。

5. **拿捏腹肌**　受术者双腿屈膝，施术者双手自对侧拿捏腹肌至近侧 3 ~ 5 遍，如图 3-10 所示。

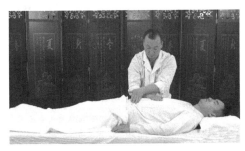

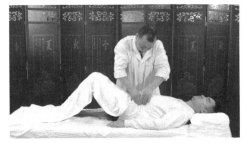

图 3-9　双掌摩腹法 ▶　　　　　　图 3-10　拿捏腹肌 ▶

6. **叠掌揉腹**　受术者双腿屈膝，施术者叠掌自脐周开始，顺时针揉腹部 1 ~ 2 分钟，逐渐加大揉动范围。

7. **搓掌温脐**　施术者双手快速搓热，接触皮肤温肚脐 3 ~ 5 遍。

8. **腹部振法**　施术者叠掌振腹部 20 ~ 30 秒。

9. **腹部推抹法**　施术者双手小鱼际着力，交替推抹膻中至关元一线，反复 5 ~ 8 遍，如图 3-11 所示。

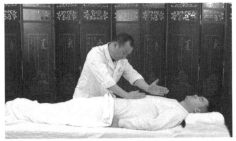

图 3-11　腹部推抹法 ▶

三、上肢部保健按摩 ▶

（一）常用手法

推法、拿揉法、拨法、点法、擦法、搓法、抖法、摇法、叩法、捻法、拔伸法。

（二）常用穴位

臂臑、曲池、手三里、外关、合谷、劳宫。

（三）注意事项

抖动上肢操作结束时禁止猛然用力牵拉，摇法的幅度不宜过大。

（四）操作流程

1. 推上肢　施术者一手扶肩部，另一手自肩部经上肢外侧推至手背3～5遍；然后一手轻压手掌，另一手自手腕经上肢内侧推至肩部3～5遍，如图3-12所示。

2. 拿揉上肢　施术者单手或双手自上而下拿揉上肢3～5遍。

3. 拨上肢　施术者一手握受术者腕部，另一手自上而下拨上肢肌肉3～5遍。上肢内侧采用拇指拨法，上肢外侧采用多指拨法。

4. 点上肢腧穴　施术者采用拇指指端点法依次点揉臂臑、曲池、手三里、外关、合谷等穴，每穴持续约30秒。

5. 擦上肢　施术者采用掌背擦法擦上肢3～5遍，以上臂为主，如图3-13所示。

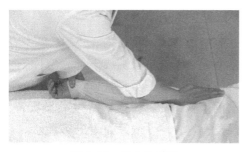
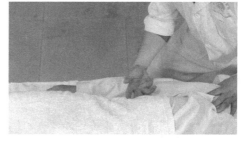

图3-12　推上肢 ▶　　　　　　图3-13　擦上肢 ▶

6. 按揉腕关节，抖腕　施术者两手拇指指腹轻揉腕关节背侧约1分钟，再拇指下压，中指上顶，小幅度快速轻抖腕关节10～20秒。

7. 分抹手背、擦掌心及推五指、叩掌心　施术者双手大鱼际分抹手背5～8遍；然后双手拇指指腹快速擦劳宫穴至透热，再逐一推至每个手指指端；最后握空拳叩击掌心8～10次。

8. 捻、拔伸五指　施术者逐一捻手指，每个手指捻3～5遍，然后微施力拔伸指间关节，最后快速滑脱做弹指动作，如图3-14所示。

9. 摇肩部　施术者采用托肘摇肩法顺、逆时针各摇转肩关节3～5遍。

10. 搓上肢　施术者双手夹持上肢，自上而下快速搓上肢3～5遍。

11. 抖上肢　施术者双手握受术者手腕，微带牵拉之力，快速抖上肢10～20秒，如图 3-15 所示。

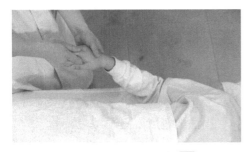

图 3-14　捻、拔伸五指 ▶

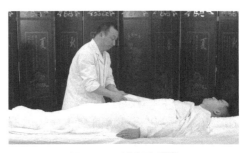

图 3-15　抖上肢 ▶

四、下肢前侧保健按摩

（一）常用手法
推法、抹法、拿法、拨法、点按法、搓法、㨰法、摇法、叩法、抖法。

（二）常用穴位
血海、足三里、阳陵泉、膝眼。

（三）注意事项
拨法操作时用力不宜过大。

（四）操作流程

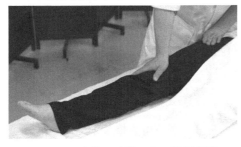

图 3-16　直推下肢前、内、外侧 ▶

1. **直推下肢前、内、外侧**　施术者掌心相对，双掌分别放于受术者下肢内外侧自上而下推至脚背；术者一手置于髂前上棘，另一手掌自上而下推至脚背，反复操作 3 ～ 5 遍，如图 3-16 所示。

2. **分抹下肢**　施术者掌心相对，大小鱼际附着于下肢内外侧，自上而下分抹下肢，反复操作 3 ～ 5 遍。

3. **拿大腿**　施术者双手采用五指拿法由内向外拿大腿，2 ～ 3 分钟。

4. **弹拨下肢外侧**　施术者马步，双手拇指置于大腿根部沿胆经循行路线自上而下弹拨下肢外侧，力量应轻柔，反复操作 2 ～ 3 遍。

5. **点按血海、阳陵泉、足三里**　施术者采用拇指指（端）腹点法依次点按血海、足三里、阳陵泉等穴，每穴持续约 30 秒。

6. **拨膝眼**　施术者用拇指尖端由内向外弹拨内外膝眼。

7. **揉搓膝周**　受术者单腿屈膝，施术者十指相扣抱揉搓膝关节，持续 30 秒，如图 3-17 所示。

8. **㨰下肢外侧**　施术者弓步，用前臂尺侧自上而下㨰下肢外侧，反复操作 3 ～ 5 遍。

9. **屈膝摇髋** 施术者弓步，一手扶膝，另一手握住胫骨下段顺逆时针方向分别摇髋 3 遍。

10. **叩拍下肢** 施术者采用空拳叩、虚掌拍自上而下有节奏地叩拍下肢，反复操作 3～5 遍。

11. **活动踝关节** 施术者一手托住受术者脚踝，另一手握住足掌部顺逆时针方向来回摇踝关节，反复操作 3～5 遍。

12. **抖下肢** 嘱受术者双手固定于床沿两侧，施术者双手握住受术者单侧脚踝，微带牵拉之力，快速地抖下肢 10～20 秒，如图 3-18 所示。

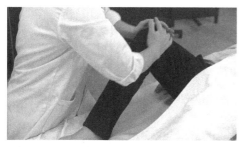

图 3-17 揉搓膝周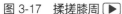

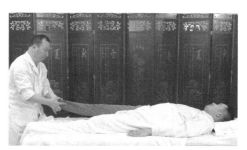

图 3-18 抖下肢 ▶

五、颈肩部保健按摩

（一）常用手法
揉法、拿法、拨法、点法、擦法、拿揉法、点揉法、拍法、叩法。

（二）常用穴位
风池、肩井、肩中俞、肩外俞、天宗、肩贞。

（三）注意事项
受术者俯卧位，施术者立于一侧，操作时注意利用步伐调整站姿高低，避免自身脊柱过度弯曲；拿揉肩部时前置四指不可过度内扣，避免压迫受术者颈项根部而引起咳嗽；点按棘突两侧时不宜距离脊柱正中线过远。

（四）操作流程
1. **拿揉颈项及风池** 受术者俯卧位（后同），施术者立于一侧，一手扶住头顶，另一手五指拿揉颈项，自上而下操作 3～5 遍，再以三指拿法定点拿揉风池数次。

2. **点揉棘突两侧** 施术者两手拇指指腹置于第 1 颈椎棘突两侧，自上而下点揉至第 7 颈椎棘突两侧，反复操作 2～3 遍，如图 3-19 所示。

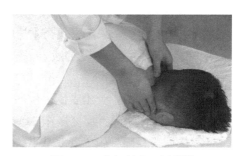

图 3-19 点揉棘突两侧 ▶

3. **拿揉肩部**　施术者双手分置于两侧肩部，拿揉肩井处数次，如图 3-20 所示。

4. **点揉肩井**　施术者坐于头顶一侧，以双手拇指点两侧肩井穴约 10 秒，以得气为佳，再以掌根揉两侧肩井穴数次。

5. **擦肩井**　施术者一手扶按一侧肩部，另一手以前臂擦法擦肩井处数次，左右臂交替进行。

6. **拨颈肩**　施术者坐位或站立，以指拨法拨风池至肩井一线，拨完一侧拨另一侧，反复操作 3 ～ 5 遍。

7. **全掌揉肩部**　施术者站立，以掌面着力，揉按两侧肩部数次。

8. **点揉肩部腧穴**　施术者以指点法，依次点揉两侧肩中俞、肩外俞、天宗、肩贞等穴，每穴稍停留，以得气为佳。

9. **擦肩部**　施术者以掌背擦法擦肩背部，反复操作数次，如图 3-21 所示。

10. **叩拍肩背部**　施术者依次以空拳叩法、虚掌拍法叩拍肩背部数次。

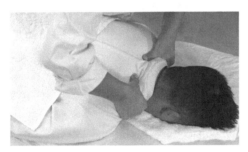　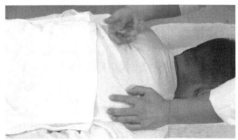

图 3-20　拿揉肩部 ▶　　　　　图 3-21　擦肩部 ▶

六、背腰部保健按摩 ▶

（一）常用手法
推法、揉法、擦法、拨法、点按法、按揉法、擦法、击法、拍法、叩法。

（二）常用穴位
夹脊穴、肾俞、命门、八髎穴。

（三）注意事项
采用按法按压背部时，必须遵循施力原则，防止因突施猛力、暴力导致受术者岔气或肋骨骨折；采用摩擦类手法时接触皮肤操作应正确选取介质；点按腰背部穴位时切勿使用暴力，力量应循序渐进，由轻到重，以达酸胀为度。

（四）操作流程
1. **分推背腰部**　受术者俯卧位，施术者站于一侧（后同），双掌掌面着力，自上而下分推背腰部，反复操作 3 ～ 5 遍，如图 3-22 所示。

2. **按揉背腰部**　施术者双掌重叠，以掌面着力，自上而下按揉背腰部肌肉，反复操作 2 ～ 3 遍。

3. **拨揉夹脊** 施术者双手拇指并列或重叠，以拇指指腹或桡侧缘着力，自上而下拨揉夹脊穴 1 ～ 2 遍，如图 3-23 所示。

4. **拨膀胱经** 施术者以指拨法自上而下弹拨足太阳膀胱经 2 ～ 3 遍。

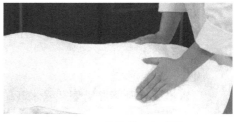

图 3-22 分推背腰部 ▶

5. **按揉膀胱经** 施术者双手重叠，以掌根着力，自上而下按揉足太阳膀胱经 2 ～ 3 遍。

6. **擦背腰部** 施术者站弓步，先采用掌背擦法自上而下擦背腰部 2 ～ 3 遍；再用前臂擦法擦背腰部 2 ～ 3 遍，如图 3-24 所示。

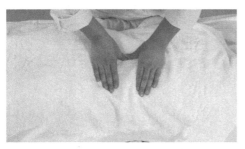

图 3-23 拨揉夹脊 ▶

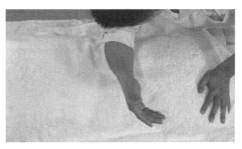

图 3-24 擦背腰部 ▶

7. **点按夹脊穴** 施术者双手拇指分置于第 1 胸椎棘突两侧，自上而下点按夹脊穴 1 ～ 2 遍。

8. **点揉肾俞** 施术者双手拇指分置于两侧肾俞穴，持续点揉 30 秒左右，以气力透达、得气感明显为佳。

9. **擦命门** 受术者腰部涂以按摩介质，施术者以小鱼际擦法横擦命门穴，以透热为度。

10. **点揉八髎穴** 施术者以双手拇指指腹着力，自上而下依次点揉上髎、次髎、中髎、下髎等穴，每穴稍停留，以得气为佳。

11. **叩拍背腰部** 施术者依次以小鱼际击法、空拳叩法、虚掌拍法叩拍背腰部 1 ～ 2 分钟，以有节律感为佳。

12. **直推背腰部** 施术者以掌推法，自上而下直推背腰部 3 ～ 5 遍。

七、下肢后侧保健按摩

（一）常用手法

推法、擦法、拿法、点揉法、抱揉法、按法、屈伸法、摇法、击法、拍法。

（二）常用穴位

环跳、承扶、殷门、委中、承山、昆仑、太溪。

（三）注意事项

臀部及大腿用力可稍重，小腿用力次之，腘窝处用力宜稍轻；点按委中、承山等穴时力度不宜过大。

（四）操作流程

1. 直推臀部及下肢后侧　受术者俯卧位，施术者立于一侧（后同），一手置于腰骶，另一手从臀部自上而下推至踝关节，反复操作 3 ～ 5 遍，如图 3-25 所示。

2. 按揉臀部，压环跳　施术者采用前臂揉法按揉臀部，继后采用肘尖由轻到重压环跳穴，稍停留，以得气为佳。

3. 搓下肢后侧　施术者采用掌背搓法自上而下搓下肢后侧，反复操作 3 ～ 5 遍。

4. 拿揉下肢后侧　施术者采用双手拿法自上而下拿揉下肢后侧，反复操作 3 ～ 5 遍。

5. 分压下肢后侧　施术者以双掌掌根着力，自上而下交替压下肢后侧，反复操作 2 ～ 3 遍，如图 3-26 所示。

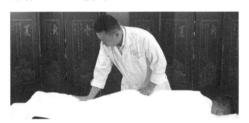

图 3-25　直推臀部及下肢后侧 ▶

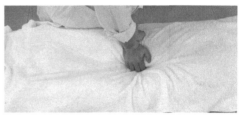

图 3-26　分压下肢后侧 ▶

6. 指压膀胱经　施术者双手拇指重叠，以指腹着力，沿下肢后侧足太阳膀胱经循行路线，自承扶点按至昆仑，再以双手拇指指腹交替点按循原路线返回至承扶。

7. 点揉下肢后侧腧穴　施术者以拇指指端着力，自上而下点揉承扶、殷门、委中、承山等穴，再以三指拿法拿点昆仑、太溪等穴，每穴稍停，以得气为佳。

8. 抱揉下肢后侧　施术者双掌相对，以掌面着力，如抱球状自上而下抱揉下肢后侧，反复操作 2 ～ 3 遍，如图 3-27 所示。

9. 活动膝关节及踝关节　施术者一手放至腘窝处，另一手握同侧足踝部，屈曲膝关节，使足跟压向臀部，反复操作 3 ～ 5 次；再在屈膝位顺逆时针各摇转踝关节 3 ～ 5 次，如图 3-28 所示。

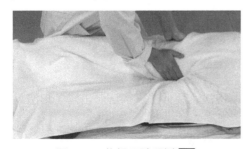

图 3-27　抱揉下肢后侧 ▶

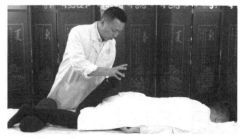

图 3-28　活动膝关节及踝关节 ▶

10. **搓推足底** 施术者一手轻压足踝处，另一手掌面着力，快速擦足底数次。

11. **叩足跟** 使受术者屈膝，施术者一手握其足踝或托扶足背，另一手以拳击法由轻至重叩击足跟数次。

12. **叩拍下肢后侧** 施术者依次以空拳叩法、虚掌拍法自上而下叩拍下肢后侧，反复操作 2～3 遍。

第二节 常见对症保健按摩

一、头胀痛 ▶

（一）定义

头胀痛多由于外感与内伤致使脉络拘急或失养，清窍不利所引起的头胀痛以头部胀为主要临床特征外，常表现为头痛且胀，或伴有眩晕、头晕乏力。

（二）原因

1. **感受外邪** 由于起居不慎，感受四时风寒湿热等外邪，上犯头顶，经络受阻，头胀而痛。

2. **肝郁化火** 由于事不遂心或与人发生口角，郁怒伤肝，肝失条达，郁而化火，上扰清窍而产生头胀痛。

3. **紧张劳累** 由于工作节奏快，精神紧张，心理压力大或连续工作、用脑过度，头部经脉收引、气血运行失常或脑失所养而发生头胀痛。

（三）按摩

【功效】 调和气血，温经止痛。

【时长】 20～30 分钟。

【疗程】 5 次为 1 个疗程。

【体位】 受术者仰卧位，施术者坐位或站于受术者头顶一侧。

【手法】 推法、揉法、扫散法、按法、拿法、搓法、击法。

【选穴】 印堂、神庭、太阳、头维、角孙、风池、风府。

【操作】

1. 施术者先用双手拇指交替推印堂至神庭穴，再经额前分推印堂至太阳穴（又称开天门推坎宫），如图 3-29 所示，然后以大鱼际推揉前额至头两侧太阳穴。

2. 四指按揉头两侧胆经循行路线，重点揉印堂、太阳、头维、角孙、风池等穴。

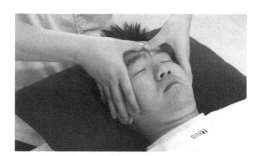

图 3-29 开天门

3. 扫散头部两侧。

4. 四指分别按揉乳突至风池穴；并勾揉风池、风府。

5. 一手扶头，另一手拇指和其余四指相对用力拿揉项部与肩井。

6. 叩击前额和胀痛明显处。

二、失眠健忘 ▶

（一）定义

失眠是由于阳盛阴衰，阴阳失交引起的经常不能获得正常睡眠为特征的一类病证，主要表现为睡眠时间不足，深度不够，轻者入睡困难，或寐而不酣，时寐时醒，或醒后不能再寐，重则彻夜不寐，影响人们的正常生活、工作、学习和健康。健忘是指记忆力差，遇事善忘，常不伴有神志障碍的一种病证。

（二）原因

1. **劳逸失调**　劳倦太过或过于安逸均可伤脾，致脾运化失健，生化乏源，营血亏虚，心神失养而不寐。体劳过度耗气伤阴，用脑过度致耗伤心血，均可引起阴阳失调而失眠健忘。

2. **忧愁思虑**　情志不遂，忧思过度，营血暗耗，心失所养致心神不安，形成失眠健忘。

3. **年迈体虚**　脑为元神之府，一身之主，肾主骨生髓而通于脑。年老肾衰，脑髓空虚，则神机失用，而使智力、思维活动减退，甚至失常。或年高气血运行迟缓，血脉瘀滞，痹阻脑络，使神机失用则形成失眠健忘。

4. **心肾不交**　久病体虚之人，肾阴耗伤，不能上奉于心，水不济火，则心阳独亢，内炽，不能下交于肾，心火扰神，神志不宁，因而失眠健忘。

（三）按摩

【功效】　补虚泻实，调整阴阳。

【时长】　20～30分钟。

【疗程】　10次为1个疗程。

【体位】　受术者取仰卧位、俯卧位，施术者取坐位或站于一侧。

【手法】　一指禅推法、揉法、抹法、按法、扫散法、擦法、擦法。

【选穴】　印堂、神庭、睛明、攒竹、丝竹空、太阳、角孙、风池、心俞、肝俞、脾俞、胃俞、肾俞、命门等穴。

【操作】

1. 受术者仰卧位。施术者用双手拇指直推印堂至神庭穴；分推印堂至太阳穴；推抹眼眶周围，治疗过程中点按印堂、神庭、睛明、攒竹、丝竹空、太阳等穴。

2. 用大鱼际分抹前额。

3. 扫散头两侧胆经循行部位，如图3-30所示，并配合按揉角孙、风池等穴。

4. 受术者俯卧位。施术者在背部采用擦法、按揉法放松两侧膀胱经。

5. 点按心俞、肝俞、脾俞、胃俞、肾俞、命门等穴。

6. 掌擦背腰部，以透热为度。

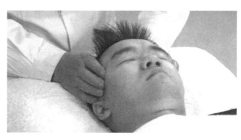

图 3-30 扫散胆经

三、颈肩酸痛 ▶

（一）定义

颈肩酸痛是指在起床后或过度劳累之余，感到颈肩部酸胀疼痛，严重者可见转侧不灵活，甚至放射到肩部的一种症状。主要表现为颈肩部酸胀疼痛，活动受限，出现明显压痛伴有颈肩部肌肉张力增高等。

（二）原因

1. 急性发作 睡眠姿势不良或枕头高低不适，使颈部一侧肌肉发生痉挛而感到颈肩部酸胀或转侧不灵。或长时间伏案工作，低头过久肌张力增高，导致颈肩部酸痛。

2. 慢性劳损 肩扛担挑，长年劳累；或颈肩部活动频繁、机械重复、肌肉疲劳、筋脉受损，因而出现颈肩部酸痛。

（三）按摩

【功效】 舒筋活血，解痉止痛，滑利关节。

【时长】 20 ～ 30 分钟。

【疗程】 5 次为 1 个疗程。

【体位】 受术者俯卧位或坐位，施术者站于一侧。

【手法】 擦法、按法、点法、揉法、拿法、拨法、拍法、摇法、扳法。

【选穴】 风池、风府、肩井、天柱、天宗、夹脊穴等。

【操作】

1. 患者俯卧位，先用单手或双手拿揉颈肩部肌肉，点按、按揉风池、风府、肩井、天柱、天宗等穴。

2. 擦肩背部肌肉，点按肩井，弹拨背部夹脊穴，在痛点部位重点弹拨、点按。

3. 受术者坐位，擦颈项部及肩背部，拿揉颈项部及肩背部。

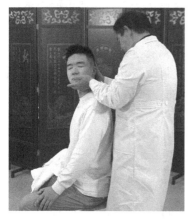

图 3-31 颈部斜扳法

4. 摇、拔伸、扳颈项部，如图 3-31 所示。

5.拍打、叩击颈肩部肌肉群放松结束。

四、背部强痛 ▶

（一）定义

背部强痛指背部肌肉强急、疼痛的一种不适症状，常与过度疲劳有关，多见于体虚年老之人。中医学认为，劳力过度，或伏案过久，致背部肌肉过度疲劳，或年老体虚之人，气血亏虚，背部肌肉失于濡养，皆可使背部肌肉拘急、疼痛。

（二）原因

1.过度疲劳　体力劳动者肩扛背驮、弯腰持重，脑力劳动者长期伏案、久坐挺胸等均会导致背部肌肉紧张，而发生背部强痛。

2.久病体虚　久病之人，气血耗伤和年老体虚，气血不足，两者均使背部筋脉失于濡养，导致背部肌肉筋脉拘急疼痛。

（三）按摩

【功效】　舒筋通络，活血散瘀，理筋整复。

【时长】　30～40分钟。

【疗程】　7次为1个疗程。

【体位】　受术者俯卧位，施术者站于一侧。

【手法】　㨰法、推法、揉法、按法、点法、拨法、擦法、叩击法、振法。

【选穴】　夹脊穴、背俞穴、天宗、委中。

【操作】

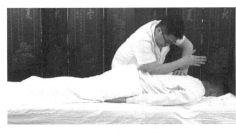

图3-32　背部肘㨰法

1.施术者先用侧掌㨰法或前臂尺侧㨰法自上而下在背部往返操作，如图3-32所示。

2.用单掌或双掌由上而下按揉背部。

3.拇指拨揉背俞穴，或以肘尖重点揉夹脊穴，并同时点揉天宗、委中等穴。

4.双手握拳相对沿脊柱两侧上下做㨰法放松；再嘱受术者嘴张开配合呼吸，吸气向上收力但不离开施术部位，呼气末时快速有控制地施力下压进行复位。

5.单掌或双掌直线推脊柱两侧，再用双掌分推背部，双掌重叠，按压振颤脊柱。

6.用空拳或虚掌叩击背部。

7.用单手掌擦督脉和背俞穴，以有热感为度。

五、疲劳性腰痛 ▶

（一）定义

疲劳性腰痛是慢性腰痛的一种，一般指腰骶部肌肉、筋膜等软组织慢性劳损引起的腰部酸痛或胀痛的症状，也称为疲劳性腰酸。

（二）原因

1. 过度劳累　长时间进行腰部活动、承重等，使腰部肌肉疲劳而引起腰脊酸痛。一般休息后有所缓解。

2. 体位不当　在劳动中长期处于某种不平衡的体位，如用一侧肩部扛抬重物、长期弯腰等，或习惯性姿势不良，均可导致疲劳性腰痛。

3. 年老肾虚　腰为肾之府，年老肾虚之人稍事活动即感腰部酸困疼痛，容易疲劳。

（三）按摩

【功效】　行气活血，舒筋通络，解痉止痛。

【时长】　35 ～ 45 分钟。

【疗程】　10 次为 1 个疗程。

【体位】　受术者俯卧位，施术者站于一侧。

【手法】　推法、滚法、揉法、拨法、按法、摇法、擦法、扳法、拍法。

【选穴】　肾俞、气海俞、三焦俞、关元俞、委中、命门、八髎穴。

【操作】

1. 施术者用双手掌根分推腰部。

2. 用拳滚或前臂尺侧滚腰部，用拇指或肘拨腰部痛点，反复操作。

3. 一手按住腰后脊柱，另一手将两下肢抬起离开床面，做轻度的后伸和左右旋转；根据受术者情况也可做适度后伸扳法，如图 3-33 所示。

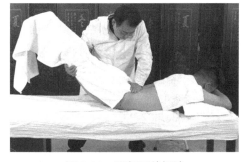

图 3-33　腰部后伸扳法

4. 按压腰部肾俞、气海俞、三焦俞、关元俞及委中等穴。

5. 用掌擦法在腰骶部命门和八髎穴操作，以透热为度。

6. 虚掌叩击腰骶部结束。

六、下肢酸沉无力 ▶

（一）定义

下肢酸沉无力是指下肢感觉酸困、酸胀或酸痛、沉重无力的一种不适症状。

（二）原因

1. 下肢疲劳　持重运行，长久劳作或剧烈运动等原因，使下肢疲劳，肌肉内酸性代谢产物堆积，导致下肢酸沉无力。

2. 起居不慎　不慎感风寒，外邪侵犯肌表，导致一身酸痛不适，或双腿重如灌铅。或因久居湿地，涉水冒雨等使湿邪犯下，阻闭气机，导致下肢酸沉无力。

（三）按摩

【功效】　行气活血，舒筋通络。

【时长】　25～35分钟。

【疗程】　5次为1个疗程。

【体位】　受术者先俯卧位，后仰卧位，施术者站在其一侧。

【手法】　推法、擦法、揉法、拿法、点法、按法、擦法、拍法、抖法。

【选穴】　环跳、承扶、委中、承山、昆仑、太溪、涌泉、足三里、解溪、阳陵泉。

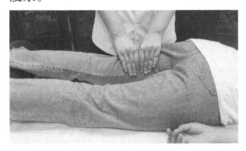

图 3-34　拿揉下肢

【操作】

1. 受术者俯卧位，施术者单手掌从上向下直推下肢两侧及后侧数次。

2. 先采用侧掌擦或前臂尺侧擦放松患侧下肢肌肉，双手反复拿揉下肢，如图 3-34 所示。

3. 点按环跳、承扶、委中、承山、昆仑、太溪穴。

4. 用拇指点揉涌泉穴，掌擦足底，以透热为度。

5. 以手掌拍打下肢，再握住踝关节牵引抖动下肢。

6. 受术者仰卧位，施术者拿揉下肢，点按阳陵泉、足三里、解溪等穴。

7. 屈摇下肢，掌拍下肢两侧，牵引抖动下肢结束。

七、腹部不适 ▶

（一）定义

腹部不适是指腹部胀痛不舒的感觉，自觉上腹不适，腹胀，嗳气，厌油腻食物，饱食后常感到脘腹胀痛或隐痛等。

（二）原因

1. 饮食不节　中医认为饮食失调，暴饮暴食或过食肥甘，导致宿食内停，滞碍胃肠，影响脾胃之运化，或过食生冷，误食不洁之物而引起腹部不适。

2. 脾胃虚寒　素体不足，或劳累过度，或饥饱失常，或久病不愈等，均可损伤脾胃，使中焦虚寒，胃络失于温煦而发生不适。

（三）按摩

【功效】　温中健脾，理气和胃。

【时长】　20～30分钟。

【疗程】　5次为1个疗程。

【体位】 受术者仰卧位，施术者站在其一侧。

【手法】 摩法、拿法、揉法、点法、推法、振法、擦法。

【选穴】 上脘、中脘、下脘、天枢、关元、气海、归来、气冲及背俞穴。

【操作】

1. 施术者以单掌放于受术者脐部，由内向外顺逆时针摩、揉腹部，以局部有温热感为度。

2. 施术者两手拇指与其余四指相对用力，自上而下提拿腹直肌。

3. 施术者拇指点按配合振颤上脘、中脘、下脘、天枢、关元、气海等穴，如图 3-35 所示。

4. 施术者右手掌着力，置于受术者右肋下缘，向斜下推至左下腹的归来、气冲等穴，然后换另一侧，两侧交替施术，反复推摩 3 ～ 5 分钟，用力适中。

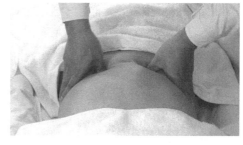

图 3-35 振颤点穴

5. 双手侧掌小鱼际着力由上而下推膻中至关元等穴 6 ～ 9 遍；施术者双手搓至发热，快速放在受术者肚脐上，轻压施以振颤。

6. 受术者俯卧位，先揉揉背腰部，再点按肝俞、胆俞、脾俞、胃俞、肾俞穴，最后用掌擦背部，以透热为度。

八、肥胖 ▶

（一）定义

肥胖分单纯性肥胖和继发性肥胖，多指体内脂肪堆积过多和（或）分布异常、体重增加，包括遗传和环境因素在内的多种因素相互作用而引起的肥胖；可见于任何年龄，40 ～ 50 岁多见，女性多于男性。

（二）原因

1. **饮食不节** 一方面饮食偏嗜膏粱厚味，产生的热量超过机体所能够消耗的而储存于体内；另一方面饮食过量，超过脾胃运化能力，使水谷不能完全化生为精微物质，反成为膏脂水湿痰瘀，流注充斥于皮里膜外，逐渐导致肥胖。

2. **久卧久坐** 运动量过少，正常进食产生的热量不得消耗，特别是因久坐损伤分肉，久卧影响气机运行，肉伤脾损，气虚不运，则化生痰浊，水湿与膏脂不能转化而发为肥胖症。

3. **先天禀赋** 体形的胖瘦受先天禀赋的影响，若父母双亲均为肥胖症或者其中之一为肥胖症，其子女罹患肥胖症的概率较双亲没有肥胖症状者高。

4. **情志失调** 长期精神抑郁，则肝气不舒，气机阻滞，以致气结痰凝或肝气横犯脾胃，脾胃失和，运化失司，痰湿内生，体内膏脂停蓄不化，形成肥胖。

（三）按摩

【**功效**】 行气活血，健脾除湿，增强心肌代谢，改善各器官调节功能。

【**时长**】 45～60 分钟。

【**疗程**】 10 次为 1 个疗程。

【**体位**】 受术者仰卧位或俯卧位，施术者站于一侧。

【**手法**】 揉法、捏法、点法、振法、拿法、滚法、摩法、拍法。

【**选穴**】 中脘、天枢、气海、关元、中极、神阙、臂臑、曲池、手三里、内关、外关、合谷、梁丘、阴陵泉、足三里、丰隆、夹脊穴、背俞穴等。

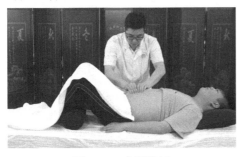

图 3-36　拿捏腹部

【**操作**】

1. **腹部操作流程** 受术者仰卧位，施术者顺时针、逆时针掌摩全腹 3 分钟；拇指推揉任脉、脾经、胃经共 3 分钟；叠掌揉腹 3 分钟；点按揉中脘、天枢、气海、关元、中极穴，每穴 1 分钟；拇指与其余四指相对用力，捏挤侧腹皮肉并捻转数次，以受术者能忍受为度，如图 3-36 所示；擦掌温通并振颤神阙穴 3 分钟。

2. **上肢部操作流程** 施术者手持受术者一侧上肢，另一手分别拿揉手三阴经、手三阳经，各 3～5 次，点揉臂臑、曲池、手三里、内关、外关、合谷等穴各 3～5 次；左右两侧交替进行。

3. **下肢部操作流程** 双手拿揉一侧下肢足三阴经、足三阳经，各 3～5 次，点揉梁丘、阴陵泉、足三里、丰隆等穴 3～5 次；左右两侧交替进行。

4. **背腰部操作流程** 受术者俯卧位，施术者采用前臂滚揉法在腰背部自上而下操作 5～10 遍，点按背俞穴和夹脊穴。

5. 拍打叩击背腰部结束。

九、祛斑美颜 ▶

（一）定义

祛斑美颜是指对由于多种内外因素影响所致的皮肤黏膜色素代谢失常（主要是指色素沉着），主要以使用美容用具、用品、美容仪器及化妆品，运用按摩、水疗等非侵入性美容手段，对人的肌肤进行护理保养，对容貌与形体进行美化保健。

（二）原因

1. **色素代谢** 导致色斑的色素一方面是由人体皮肤自身产生的，如黑色素、脂溶性生物色素、含铁血黄素（如紫癜）、胆色素等；另一方面是外界物质带来的，如食物中的胡萝卜素、药物和重金属（如砷、铋、银、金等沉着症）等。

2. 日光因素　日光中紫外线可提高黑素细胞活性，引起色素沉着。色斑出现的部位多在日光照射到的前额部及口唇，且于春夏季发生或加重，冬季减轻或消退。

3. 营养因素　食物中缺少维生素A、维生素C、维生素E、烟酸或氨基酸时，常可诱发色素沉着。

4. 遗传因素　与色斑的发生有较密切关系，30%的患者有家族史。

（三）按摩

【功效】　紧致肌肤，促进血液循环，加速细胞新陈代谢。

【时长】　20～30分钟。

【疗程】　10次为1个疗程。

【体位】　受术者仰卧位，施术者取端坐位。

【手法】　推法、抹法、摩法、搓法、揉法、点法、击法。

【选穴】　印堂、攒竹、鱼腰、丝竹空、太阳、承泣、迎香、地仓、颊车。

【操作】

1. 施术者双手拇指从印堂分推至两侧太阳穴10～15次。

2. 多指从攒竹至印堂穴由下而上弹拨皱眉肌5～10次，动作轻快且柔和。

3. 用双手拇指螺纹面着力，推抹印堂穴至前发际，再分抹向两侧太阳穴5～10次。

4. 双手示指与中指分开，置于受术者眼睑内侧，从内向外沿眼睑轻轻推摩至太阳穴15～20次。

5. 双手示、中、环三指并拢，置于受术者鼻部两旁，由内向外揉、推、摩至两耳前3～5遍后快速轻弹面部，如图3-37所示。

6. 两手示、中、环、小指四指螺纹面着力，由下而上有节奏地按压受术者下颌部10～15次。

7. 双手拇指置于受术者两侧太阳穴，其余四指并拢，螺纹面着力，按在其面颊部做揉法。

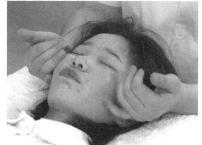

图3-37　轻弹面部

8. 双手拇指或中指指端着力，分别点按两侧攒竹、鱼腰、丝竹空、太阳、承泣、迎香、地仓、颊车等穴各3～5次。

9. 以双手屈曲着力受术者两侧面部，做向外向上平摩法10～15次，双手指屈曲有节奏、轻快地由内向外由下至上啄叩受术者双颊30次。

10. 双手快速搓热放置受术者眼部上方5～10次，以透热为度。